**Rodolphe BALZ**

# Les huiles essentielles

## et comment les utiliser :

— Pour se soigner par l'aromathérapie
— Pour des soins d'hygiène naturelle
— Comme parfum naturel et bienfaisant
— Pour arômatiser la pâtisserie et certains mets.

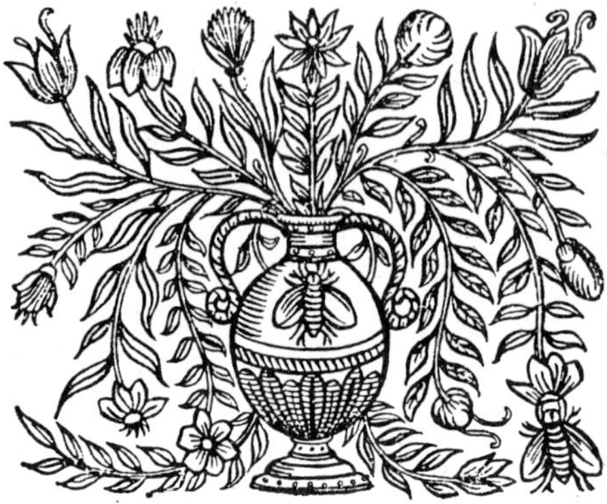

## ERRATA

*Cher lecteur ou lectrice,*

*Quelques coquilles ont pu se glisser dans le texte de cet ouvrage, qui est sorti de presse sous le soleil d'été de la Haute Provence, à l'époque des grands travaux pour un producteur de plantes aromatiques et médicinales. Vous voudrez bien ne pas nous en tenir rigueur.*

*Pour quatre erreurs qui altèrent le sens de la phrase, nous vous prions de rectifier comme suit :*

Page 5, dernier §, $2^{me}$ ligne
lire *paléocéphale* au lieu de " néocéphale "

Page 15, dernier §
lire *photosynthèse* au lieu de " phytosyntèse "

Page 50, $3^{me}$ §, $6^{me}$ ligne
lire *naturelles* au lieu de " naturellement "

Page 100, $1^{er}$ §, $3^{me}$ ligne
lire *Chapitres V et VI* au lieu de " II et III "

*La tradition considère que la matière odorante, parfum subtil exhalé par les fleurs, est concentrée et retenue dans les huiles essentielles. Ces dernières, véritables « lumières intégrées » sont constituées de principes volatiles, reconnus comme des principes indispensables à la vie ; on touche là aux forces vitales de l'alchimie de la création.*

*Ces essences aromatiques végétales offrent des possibilités régénératrices, vitalogènes et curatives infiniment variées, et ouvrent un champ d'action extraordinaire pour la prévention et la thérapeutique humaine.*

# INTRODUCTION

Les odeurs nous accompagnent quotidiennement, du lever au coucher. Certaines agréables, délassantes, d'autres pénibles ou intoxiquantes. Or, il existe un tabou social qui discrimine le sens de l'odorat par rapport à nos autres sens. Pour la vue et l'ouïe, on parle de sens nobles, puis vient le goût, ô combien important pour nos contemporains gastronomes, puis le toucher déjà plus problématique, car il peut avoir trait au corps, à des sensations moins codées et moins socialisées, enfin vient l'odorat confiné à quelques impressions générales bonnes ou mauvaises. Dans le domaine des odeurs, lorsque l'on veut devenir plus précis il y a de la gêne, une gêne à trouver les mots adéquats, puis une gêne liée de près ou de loin à un sentiment d'inconvenance.

L'ancien allemand comptait une quarantaine de mots pour désigner différentes odeurs. La pauvreté d'expressions que nous connaissons aujourd'hui traduit une atrophie du sens de l'odorat. Ce tabou pèse jusque sur la recherche scientifique. C'est de loin le sens qui a suscité le moins de travaux. On commence depuis quelques années à en défricher les éléments de base, pour se rendre compte que ce sens est d'une richesse incroyable en informations et en connexions avec le reste du monde vivant.

On commence à comprendre que l'odorat est une des clefs pour déceler les équilibres écologiques qui règnent entre les plantes, les animaux et les hommes. C'est notamment par les odeurs que se réalisent une multitude d'échanges et d'informations, auxquels l'être humain échappe de plus en plus, à la suite d'une dénaturation de son odorat comme de son goût.

Lorsque la plante arrive à son apogée, elle fleurit et exhale son parfum. Par là elle communique avec le règne animal en attirant, par exemple, les insectes, qui vont permettre la pollinisation, c'est-à-dire la fructufication et la survie de l'espèce végétale. En retour le pollen constitue une nourriture de choix pour les insectes et même pour l'homme (pensons à la richesse du pollen récolté par les abeilles). Dans ce règne animal, les odeurs représentent des sources d'informations majeures, clefs pour la survie des espèces. Elles informent sur la nourriture, sur les ennemis et les dangers. Enfin dans les périodes de fécondité, elles stimulent les hormones de reproduction et l'accouplement. Chez les hommes, cette fonction est évidemment occultée, bien que la publicité des parfums, pour la plupart artificiels, joue sur ce registre.

Le langage subtil des odeurs est à redécouvrir. Dans le passé, la valeur des odeurs était liée à la santé ainsi qu'à l'élévation spirituelle d'où l'expression une « odeur de sainteté » ; santé et sainteté n'ont-elles pas la même éthymologie ? Dans l'antiquité, les parfums étaient la nourriture des Dieux.

Lorsqu'une personne est en bonne santé, elle sent bon, ses humeurs, ses liquides internes dégagent une bonne odeur, et inversement une personne malade dégage une mauvaise odeur. De même, la transpiration provoquée par du jardinage, par exemple, sent bon, alors que celle provoquée par le stress sent mauvais. L'incidence sur le psychisme est évidente et ce n'est pas par hasard que le mot humeur désigne cette double réalité. Il est connu que les saints dégagent une bonne odeur, et que même au moment de leur mort un parfum subsiste. Ce ne sont que quelques éléments laissant pressentir que les aromes de plantes peuvent nous être bénéfiques, bien au-delà de ce que le sens commun appelle parfum ou arôme.

L'odorat, le sens le moins apprécié possède paradoxalement les capacités les plus développées, par rapport à nos autres sens. Par exemple, il perçoit et identifie le musc, substance odorante qui fait appel à notre sexualité, jusqu'à la concentration de 0,000000000003 grammes par mètre cube d'air. L'être humain aurait la capacité de distinguer et de mémoriser dans son cerveau jusqu'à dix mille odeurs différentes. Les nerfs olfactifs aboutissent directement aux centres supérieurs du cerveau, alors que les informations des quatres autres sens passent par les centres de triage et de décodage du thalamus avant d'être dirigées vers différentes régions du cerveau. C'est en effet le rhinencéphale qui est l'organe complexe de décodage et d'information des odeurs. Une de ses fonctions majeures, non entièrement élucidée, est de mettre en relation les pulsions instinctives liées aux comportements de survie émanant du paléocéphale, avec les fonctions symboliques et la pensée consciente du néocéphale.

Au cours des âges, le cerveau s'est développé dans le règne animal, particulièrement chez les mammifères, puis les primates, jusqu'à l'homme. Le paléocéphale (ou cerveau primitif ou hypothalamus) régit les comportements qualifiés d'instinctifs répondant aux besoins de survie et de reproduction de l'espèce.

Puis se greffa le mésocéphale (ou système lymbique), considéré classiquement comme le système de l'affectivité, qui joue en fait un rôle essentiel dans l'établissement de la mémoire à long terme. La mémoire permettant l'association spatio-temporelle des expériences agréables et désagréables et le développement de l'affectivité. Enfin, chez l'homme, particulièrement, se développa le néocéphale (ou cortex ou écorce cérébrale) qui est à la base de la pensée, du langage, et de l'état de conscience.

Ainsi les odeurs, et le centre de l'odorat, remplissent des fonctions de trait d'union entre le néocéphale, avec ses instincts de survie qui nous relie au règne animal et, par l'intermédiaire du système lymbique — avec la mémoire et l'affectivité et donc au travers des sentiments, envies, motivations — au néocortex, siège de la pensée consciente qui constitue la spécificité humaine dans sa dimension culturelle et spirituelle.

« Les régulations réelles de l'organisme nécessitent des circuits compliqués se prolongeant bien au-delà des limites de l'organisme et jusqu'au cœur de l'environnement » (Joël de Rosnay)

Stress, angoisses, frustrations, plaisirs, joies, bien-être influencent en permanence les régulations nerveuses, hormonales, et énergétiques et libèrent des odeurs spécifiques qui en fin de compte reflètent notre santé physique et mentale, notre état d'être. Ainsi se trouve confirmé ce qui fut perçu par la plupart des peuples de tous les temps : les odeurs révèlent l'être des choses, l'âme des plantes, des animaux et des hommes. On comprend également dès lors, qu'en retour, les odeurs provenant de l'environnement peuvent influencer nos systèmes de régulation, notre potentiel énergétique, notre état d'être.

A chacun de choisir, de redécouvrir et d'utiliser son sens de l'odorat qui est le sens le plus direct nous reliant à la nature autour et en nous.

Comme le dit Hildegard V. Bingen : « Les yeux sont les chemins de l'homme, le nez sa compréhension ».

# TABLE DES MATIERES


Introduction .................................................. p. 4
Comment utiliser ce livre .................................. p. 11

***I LE REGNE VEGETAL ET L'HUMAIN***
A - L'utilisation des plantes se confond
avec l'origine de l'être humain .......................... p. 13
B - La phyto-aromathérapie moderne ...................... p. 14
C - Nous entrenenons avec la nature
des relations de sympathie ................................. p. 14
D - L'approche anthroposophique ......................... p. 15
E - De l'alchimie végétale à l'aromathérapie .......... p. 19

***II PRENDRE SA SANTE EN MAIN***
A - Médecine, sagesse ou technique ...................... p. 23
B - La sagesse de l'hygiène vitale :
1) la respiration ................................................ p. 24
2) la nourriture ................................................. p. 24
3) le mouvement ................................................ p. 25
4) la pensée ..................................................... p. 26
C - La nature comme médecin ............................... p. 27

***III PARTICULARITES ET AVANTAGES DES HUILES ESSENTIELLES***
A - Définition ....................................................... p. 29
B - L'extraction .................................................... p. 30
C - La concentration ............................................. p. 32
D - Les chimiotypes .............................................. p. 33
E - La qualité pour le consommateur ....................... p. 34
F - Le contrôle de la qualité au niveau du producteur,
du laboratoire et du pharmacien :
1) les caractères sensibles .................................. p. 35
2) les mesures physiques .................................... p. 35
3) les analyses chimiques
4) les analyses

avec les appareils de laboratoire .................... p. 36
5) les mesures au bio-électronimètre de Vincent .................................... p. 36
6) des mesures magnétiques .......................... p. 38
G - Danger et toxicité des huiles essentielles .................. p. 39
H - Les huiles essentielles interdites à la vente au public (en France) .......................... p. 40

***IV LES PROPRIETES GENERALES DES HUILES ESSENTIELLES***
A - Quelques exemples de leurs propriétés anti-infectieuses ....................... p. 45
B - Synthèse des propriétés générales des huiles essentielles .................................. p. 46
1) propriétés physiques ............................. p. 47
2) propriétés anti-infectieuses et de défense de l'organisme ..................... p. 47
3) propriétés stimulantes et rééquilibrantes fonctionnelles ................... p. 47
4) propriétés de renforcement et d'harmonisation du terrain biologique p. 48
5) proprité bio-psychique et action sur le système nerveux central ..................... p. 49

***V L'AUTOMEDICATION ET SES LIMITES***
A - L'automédication ............................................ p. 51
B - L'approche du terrain et l'aromatogramme :
1) la notion de terrain ............................. p. 52
le terrain en phytoaromathérapie ................... p. 53
2) l'aromatogramme ................................. p. 54
C - Choisir les huiles essentielles en fonction de leurs propriétés principales et secondaires ........................... p. 56
D - La durée du traitement ................................... p. 58

***VI COMMENT UTILISER LES HUILES ESSENTIELLES***
A - En usage interne :
1) par voie buccale .................................. p. 62
2) la réceptivité individuelle ........................ p. 63
3) choix des huiles essentielles ....................... p. 63
4) préparation et posologie de la prise par voie orale ..... p. 63
5) posologie enfant .................................. p. 65

6) le moment thérapeutique ........................ p. 66
B - Les multiples usages externes :
1) technique et soin d'hygiène
a) inhalation ................................ p. 67
b) sauna facial .............................. p. 67
c) mouchoir ou oreiller odorant .................. p. 68
d) compresse ou masque d'argile ................ p. 68
e) application ou massages
aux huiles essentielles pures ................. p. 68
f) désinfectant, cicatrisant et anti-venimeux ........ p. 68
g) anti-brûlure très efficace ..................... p. 68
h) huile de massage thérapeutique et d'hygiène .... p. 68
i) friction nettoyante, stimulante ou calmante ....... p. 69
j) les bains curatifs ........................... p. 69
k) soins des cheveux et shampooings p. 69
l) anti-moustique ............................ p. 70
2) diffusion des essences aromatiques végétales
2.1 l'aérosolthérapie
a) l'évaporation ......................... p. 70
b) pulvérisation ......................... p. 70
c) diffusion ............................ p. 71
d) les cures d'air aromatique p. 71
2.2 les parfums bienfaisants
a) quelles huiles essentielles utiliser
pour les parfums ...................... p. 72
b) comment se préparer un parfum personnel .. p. 72
c) techniques de préparation
des parfums, eau de toilette p. 72
d) fixateur de parfum ..................... p. 72
C - Aromatiser des pâtisseries et différents mets ............... p. 73

## *VII REPERTOIRE DES HUILES ESSENTIELLES ET LEURS PROPRIETES SPECIFIQUES*

A - problème des plantes à très faible rendement
en huiles essentielles ............................ p. 75
B - Répertoire des huiles essentielles ...................... p. 77
C - Tableau des huiles essentielles en fonction de leur fréquence
d'utilisation, de leur coût, de leur rareté .................. p. 92

***VIII INDEX THERAPEUTIQUE***

A - Avertissement ........ p. 99
B - Index ........ p.102
C - Quelques indications de terrain ........ p.129

***IX LEXIQUE***

A - Glossaire ........ p.133
B - Pour distinguer l'aromathérapie des thérapies voisines :
la naturopathie ........ p.138
l'homéopathie ........ p.140
la phytothérapie ........ p.140

***X SOURCES ET BIBLIOGRAPHIE***

I - Aromathérapie ........ p.145
II - Phytothérapie ........ p.148
III - Naturopathie ........ p.149

# COMMENT UTILISER CE LIVRE

La lecture de l'ensemble de l'ouvrage est utile. L'étude de certains passages est indispensable pour pouvoir utiliser pratiquement et judicieusement les H. E.

Les chapitres **I** et **II** introduisent à la relation de l'être humain avec les plantes et aux préceptes d'hygiène préventive.

Les chapitres **III**, **IV** et**VII**, décrivent les caractéristiques et les propriétés des Huiles Essentielles.

La lecture des chapitres **V** et **VI** est indispensable pour l'utilisation des H. E.

Le paragraphe **V, C** explique comment utiliser l'index thérapeutique au chapitre **VIII**.

Pratiquement, consulter successivement :

- **Si vous voulez vous soigner en prenant des H. E. par voie interne**

| **Chap. VI, A4** | **Chap. V, C** | **Chap. VII, C** | **Chap. VIII** |
|---|---|---|---|
| comment faire une préparation à absorber par voie buccale | comment choisir les H. E. de manière personnalisée | consulter le tableau des H. E. courantes et des H. E. rares et chères | déterminer les H. E. correspondantes aux symptômes dans l'index thérapeutique |

- **Si vous désirez utiliser les H. E. par voie externe,**
  - **pour vous faire un shampooing**
  - **pour une inhalation,**
  - **ou pour créer un parfum...**

| **Chap. VI, B** | **Chap. VII, C** |
|---|---|
| chercher la rubrique concernée | consulter le tableau des H. E. courantes et des H. E. rares et chères |

- **Si vous désirez aromatiser un flan, à l'H. E. d'orange.**

**Chap. VI, C** **Chap. VII, C**

# *I - LE REGNE VEGETAL ET L'HUMAIN*

## *A - L'UTILISATION DES PLANTES SE CONFOND AVEC L'ORIGINE DE L'ETRE HUMAIN*

Depuis l'aube de l'humanité, les plantes et les humains ont vécu en symbiose : les plantes fournissant la nourriture, l'habit, l'habitat, le feu, la fumée, les parfums pour les rites funéraires et sacrés, enfin, les médicaments pour soigner. Dans tous les continents, les anciennes civilisations, à côté de la domestication et de l'agriculture, ont développé la médecine par les plantes. En Occident, un des premiers traités de médecine par les plantes fut écrit sur des rouleaux de papyrus en Egypte, 3000 ans avant J-C.

Puis, cette thérapeutique naturelle s'est développée au cours des âges. On connaissait (d'une façon synthétique, intuitive et expérimentale) les relations des plantes avec la terre, la région, l'homme et le cosmos, ainsi que leurs valeurs médicinales et énergétiques. Ce savoir s'est progressivement perdu dans les temps modernes.

Rappelons que la médecine par les plantes était la médecine officielle et dominante jusqu'il y a un siècle et demi environ, et que la plupart des grands médecins du passé furent en fait des phytothérapeutes.

## B - LA PHYTO-AROMATHERAPIE MODERNE

La médecine par les plantes et par les huiles essentielles végétales, qui revient actuellement à l'honneur, ne constitue en rien une mode, mais elle révèle un double symptôme : une lassitude croissante devant la démesure des médicaments chimiques avec leur cortège d'effets secondaires, ainsi que leur dénomination et composition incompréhensibles et, d'autre part, la redécouverte des liens multiples et des lois d'harmonie qui unissent l'être humain à la nature et au cosmos.

## C - NOUS ENTRETENONS AVEC LA NATURE DES RELATIONS DE SYMPATHIE

Les végétaux et les animaux peuvent être considérés comme des étapes de l'évolution de l'humanité. Ce sont un peu comme nos lointains parents qui, comme nous, et mieux que nous, obéissent aux lois de la nature, du biologique au cosmique.

Cette harmonie entre le monde végétal et le monde humain se manifeste par des complémentarités remarquables.

Par exemple, dans la fonction vitale la plus importante qu'est la respiration. L'être humain (et les animaux) inspirent de l'oxygène et rejettent du gaz carbonique, les plantes, elles, inspirent surtout du gaz carbonique et rejettent de l'oxygène. Cette constatation banale a pourtant des conséquences essentielles pour l'homme.

Nous savons maintenant que les plantes contribuent à ioniser l'air, particulièrement par les H.E. qu'elles émettent. Cette ionisation signifie la production de molécules d'oxygène chargées d'électrons (électricité négative) qui sont indispensables à la vie humaine. Plus l'air est ionisé, plus il est un facteur de vitalité et de santé ; moins il est ionisé (électricité positive), plus il est un facteur de fragilité et de maladie.

Diverses recherches ont mis en évidence l'action vivifiante et harmonisante des arômes et des parfums des plantes, par l'intermédiaire des chaînes aromatiques similaires, contenues dans les plantes et dans les humeurs de notre corps. Notre dialogue olfactif avec les plantes pourrait être résumé ainsi : les odeurs qui nous plaisent sont favorables à notre santé.

Enfin, dans d'autres domaines, l'HARMONIE HOMME-PLANTE se manifeste également. Les végétaux émettent des radiations qui sont favorables à l'être humain. C'est ce que chacun a pu expérimenter par l'impression vivifiante, par un sentiment d'harmonie et de paix lors d'une promenade en forêt par exemple. L'inverse est également vrai, notre radiation, notre pensée et notre attitude positive ou négative, à l'égard des plantes les influencent positivement ou négativement.

Une plante dont on s'occupe avec amour et attention deviendra plus robuste et plus belle, aucun vrai jardinier ne nous contredira. Cela explique en bonne partie le mystère de la «main verte» des personnes qui réussissent bien avec les plantes, mais aussi celui des personnes qui ne réussissent pas.

Expérimentez-le vous-même : plantez deux graines, arrosez-les de la même manière mais chérissez l'une en lui parlant et en vous concentrant sur elle, le résultat vous étonnera.
Dans le même ordre d'idée, cela illustre également le fait que beaucoup de jardiniers amateurs trouvent détente, harmonie et ressourcement dans le jardinage.

## *D - L'APPROCHE ANTHROPOSOPHIQUE*

Inspirée par Rudolf Steiner, elle a mis en lumière d'autres complémentarités intéressantes entre les plantes et l'homme. Par exemple, la notion de tripartition chez l'homme et la plante : l'être humain est composé de trois systèmes qui trouvent leur correspondance dans le monde végétal.

**1 - Le système rythmique** - respiratoire et cardiaque - lequel correspond au processus foliaire, les feuilles étant le siège de la respiration et de la phyto-synthèse,... les feuilles et leurs H.E. agissent de façon préférentielle dans les affections respiratoires, circulatoires et cardiaques.

On peut ajouter à cette parenté que la chlorophylle qui est le catalyseur de la photosynthèse, donne la couleur verte à la feuille. Or cette couleur verte est complémentaire du rouge ; elle est la fluorescence du rouge de notre sang et le rouge est la fluorescence du vert. On a découvert parallèlement que la chlorophylle est un puissant régénérateur sanguin (notamment un activateur de la production de globules rouges) et un stimulant cardiaque.

**2 - Le système neuro-sensoriel** - la tête - correspond au processus des racines,... de nombreux extraits de racines ont une action nettement céphalique et nerveuse.

**3 - Le système du métabolisme humain** - digestion, assimilation, expulsion des déchets, reproduction - correspond au processus fleurs et fruits,... les graines, semences et fleurs ont une action favorable sur le domaine digestif et le métabolisme en général.

Ces trois relations de l'action préférentielle des plantes sur l'homme peuvent être résumées par le schéma suivant :

| PLANTE | HOMME |
|---|---|
| région de la fleur | système neuro-sensoriel |
| région de la feuille | système rythmique |
| région de la racine | système du métabolisme |

Le schéma de la tripartition entre les plantes et l'être humain est intéressant à plus d'un point de vue. Nous nous arrêterons sur un seul point qui nous semble riche en enseignements et en voies à explorer :

Le système médian, tant chez la plante (système foliaire) que chez l'homme (système rythmique) constitue le système de liaison et d'équilibre. C'est lui qui met les deux autres systèmes en liaison, et qui va modérer ou stimuler l'un des deux autres en cas de nécessité. C'est lui qui relie le haut et le bas, les influences cosmiques et terrestres, le gazeux et le solide ou le liquide.

En effet, c'est la circulation et la respiration qui distribuent la vie dans le corps, qui permettent les échanges, les apports en énergie et l'évacuation des déchets. La respiration, en particulier, dont nous pouvons prendre conscience et sur laquelle nous pouvons agir, constitue le système de régulation par excellence, qui favorise la santé. C'est notamment par la respiration que nous entrons en contact avec les arômes vivifiants des H.E.

On peut prolonger cette considération dans deux directions :

1°) Si nous considérons la terre comme un grand corps et que, par analogie, nous nous arrêtons sur la partie médiane, c'est-à-dire les zones de climat méditerranéen, nous nous trouvons dans la région de prédilection des labiées : la plus grande des familles aromatiques et médicinales. Or, presque toutes les labiées sont favorables au système rythmique chez l'être humain. Cette analogie n'est pas fortuite, les régions méditerranéennes sont les zones d'équilibre où les influences du cosmos et de la terre (le climat, le soleil, le sol...) sont à mi-chemin entre les pôles et l'équateur.

Dans ces régions, les forces cosmiques de la chaleur, exercent une influence extraordinaire sur la formation des plantes, on observe un équilibre harmonieux entre leurs parties racines - feuilles - fleurs. Entre la chaleur torride et très humide des zones équatoriales et le froid sec des contrées polaires, les régions méditerranéennes connaissent une courte saison humide et fraiche et un long été. La chaleur estivale, la lumière particulière de la Provence vont se matérialiser dans les plantes par la formation des essences aromatiques.

Ainsi naissent les parfums inimitables de la lavande et du romarin et les senteurs envoûtantes des garrigues. Les H.E. sont très riches en hydrogène et selon W. Pelikan, l'essence de romarin, par exemple, est la substance végétale la plus hydrogénée que l'on connaisse et l'hydrogène est la substance terrestre la plus apparentée à la chaleur.

2°) Si nous considérons l'action des H.E. des labiées sur le corps humain, on constate qu'elle est presque toujours circulatoire et respiratoire, affectant les régions des organes respiratoires, des poumons, du plexus solaire, du cœur, de l'épigastre.

C'est également en ces endroits que se focalisent certaines de nos fonctions psychiques, tel le «moi» ou la volonté, au niveau du plexus solaire, la joie dans le cœur, l'angoisse au cou, et à l'épigastre, etc... Or, nous savons que beaucoup de labiées ont une influence sur le psychisme. Pour reprendre l'exemple du romarin, c'est un tonique physique, mais également psychique, qui affermit la volonté et tonifie le «moi», l'unité intérieure.

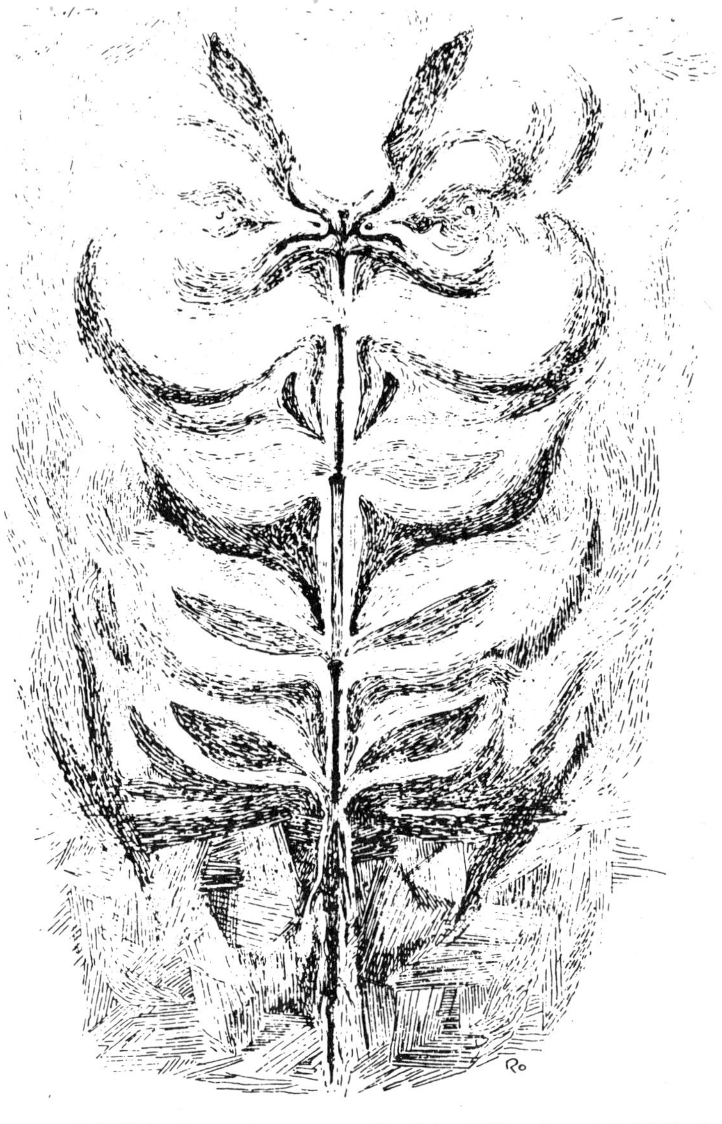

Illustration au trait de Walter Roggenkamp tentant d'expliciter ici l'être de toute la famille des labiées.
Ce dessin et plusieurs autres sont empruntés, avec l'aimable autorisation des Editions Triades, à l'admirable ouvrage de Wilhelm Pelikan « L'homme et les plantes médicinales ».
L'artiste ne tente pas de reproduire ou d'imiter l'aspect extérieur du végétal, mais révèle à sa manière, ce que la nature voile, les forces qui président à l'unité des labiées et qui s'expriment dans la diversité et la richesse de cette exceptionnelle famille aromatique avec ses trois mille espèces médicinales.

Une autre analogie entre les plantes et leur sphère d'influence sur l'être humain a été mise en lumière par le biologiste allemand P. Gümbel.

Il ressort de ses recherches que l'action des H.E. sur la peau, s'exerce selon certaines règles que l'on peut symboliser par le schéma suivant :

ACTION DES H.E. SUR LA PEAU :

| H.E. contenu particulièrement dans la : | région de la peau où se situe l'action : |
|---|---|
| — région de la fleur, du fruit et de la semence | — épiderme (fonction de protection) |
| — région des feuilles | — derme (fonction d'échange) |
| — région des racines | — tissus sous-cutanés ou derme profond |

Il peut être judicieux de tenir compte, non seulement pour les soins d'hygiène mais également en thérapie, de ces constatations intéressantes sur l'action sélective des H.E. selon leur provenance sur les différentes couches de la peau.

## E - DE L'ALCHIMIE VEGETALE A L'AROMATHERAPIE

En devenant plus attentif aux plantes, on prend conscience que celles-ci sont le plus fameux laboratoire du monde. La plante, comme tous les êtres vivants, se nourrit des éléments qu'elle trouve dans son environnement. Elle utilise l'eau du sol, plus ou moins minéralisée, l'air et son gaz carbonique et surtout l'énergie du soleil. Cette capacité merveilleuse qui s'appelle la photosynthèse permet à la plante de capter l'énergie lumineuse du soleil et de la transformer, grâce à la chlorophylle, en énergie physiologioquement utilisable.

C'est cette photosynthèse qui lui permet de respirer et de transformer des matières de bases simples et pauvres en énergie, en substances complexes et riches en énergie. Rappelons que la plante va produire des glucides (hydrates de carbone, sucres) qui constituent son matériau de construction principal.

A partir des glucides il y a production d'hétérosides, acides organiques et acides gras qui donnent les lipides et les huiles.

Il y a d'autre part, synthèse de terpènes et de composés aromatiques qui donneront les huiles essentielles, lesquelles sont de nature très complexe puisqu'elles sont constituées de 50 à 250 substances différentes. Enfin, à l'aide d'enzymes, la plante produit des protides (produits azotés, protéïnes) des alcaloïdes, des hormones, etc... Les végétaux renferment donc de nombreuses substances indispensables à la vie et favorables à la guérison de l'homme : telles des sucres, amidons, matières grasses, protéines, vitamines, sels minéraux, oligo-éléments, huiles essentielles, antibiotiques, hormones, acides lactiques, etc...

Les plantes bénéficient de la complexité élaborée par la nature. Les substances organiques qu'elles renferment agissent à des doses spontanément physiologiques et sont de ce fait plus assimilables et plus actives que les substances chimiques, parce qu'elles sont synthétisées et équilibrées naturellement par les conditions de vie, le milieu où croissent les plantes, les transmutations biologiques qui se passent en elles.

Par exemple, le scorbut ne se guérit pas avec la vitamine C de synthèse (appelée antiscorbutique) même absorbée en grande quantité, en revanche, il se guérit facilement avec la vitamine C contenue dans le chou ou le citron... Les fabricants de produits pharmaceutiques le savent bien, puisqu'ils font des tablettes de vitamine C de 1000 mg à prendre une ou deux fois par jour, alors que l'adulte a besoin d'une dose quotidienne d'environ 75 mg, quantité contenue dans une petite orange.

De manière générale, l'homme étant un maillon de la nature, il sera plus réceptif aux produits qui en sont tirés, comme le souligne : le Professeur Lucienne Béranger- Beauquesne : « *Toutes les biosynthèses du végétal à l'animal mettent en œuvre les mêmes enzymes et des récepteurs identiques ou similaires, alors que les substances synthétiques sont en général étrangères à l'organisme humain* ».

De nombreuses recherches ont mis en évidence la richesse des propriétés médicinales communes à l'ensemble des huiles essentielles et particulières à chaque essence. (voir les chapitres IV, VII et la bibliographie). Les substances médicinales contenues dans les huiles essentielles ont une action qui dépasse les symptômes d'une maladie en stimulant les fonctions de défense, et en renforçant l'organisme entier de la personne. Judicieusement choisies, elles atteignent et rééquilibrent le « terrain », c'est-à-dire les prédispositions permanentes ou passagères qui affaiblissent un organe ou une fonction et nous rendent plus vulnérables à la maladie. Il importe donc de connaître les plantes et les huiles essentielles, afin de pouvoir choisir à bon escient dans cette riche pharmacie naturelle. Cependant, malgré leur composition complexe, tous les grands thérapeutes utilisant les plantes médicinales et les H.E. sont unanimes sur un point, c'est que la plante entière ainsi que l'H.E. totale est plus active et plus équilibrante qu'une de ses parties. Ainsi le confirme le Dr P. Belaiche, dans son important traité de phytothérapie et d'aromathérapie : « La plante dans son « totum » présente des potentialités d'actions très variées et c'est ce qui explique le résultat plus global, plus complet, sur ce que l'on appelle le terrain du malade. »

Si la qualité des plantes ou des H.E. est bonne, que les variétés retenues ont été minutieusement déterminées et qu'elles sont prises à des doses correctes, elles ne produisent pas d'effets secondaires indésirables.

L'aromathérapie ou médecine aromatique utilise les H.E. ou essences aromatiques végétales au centre de la thérapie. Cette médecine repose sur une tradition multi-millénaire et sur de nombreuses recherches modernes se développant en maints endroits depuis quelques décennies. Elle est en passe de devenir une thérapeutique d'avenir : alternative à la chimiothérapie et espoir pour de nombreux malades que la médecine classique ne guérit pas.

*« Tout malade porte son propre médecin à l'intérieur de lui-même.*
*Ce que nous pourrons faire de mieux, c'est donner une chance d'agir au médecin qui réside à l'intérieur de chacun ».*

Dr. Albert Schweitzer

# II - PRENDRE SA SANTE EN MAIN

## A - MEDECINE, SAGESSE OU TECHNIQUE ?

Autrefois sagesse, la médecine est devenue en grande partie un ensemble de techniques de pointe. C'est un peu comme si l'on avait oublié que pour comprendre la maladie, il fallait comprendre le processus de la santé, de quoi est faite notre vie et ce qui augmente notre harmonie ou provoque notre dysharmonie.

On peut grossièrement dégager quatre démarches pour arriver à la guérison ou tout au moins à un meilleur équilibre :
— la médecine allopathique spécialisée
— les médecines de terrain : certaines approches plus synthétiques de la médecine officielle, l'homéopathie, la phytothérapie, l'aromathérapie, l'oligothérapie, certaines médecines orientales...
— la médecine psychosomatique ou holistique qui appréhende l'homme dans sa globalité,
— l'art de vivre en harmonie avec les lois du vivant.

Il est possible de placer ces quatre voies sur une échelle bipolaire, bien que dans la pratique il peut y avoir synthèse de plusieurs voies tant dans la thérapie que dans l'attitude des thérapeutes.

D'un côté, une forte, sinon complète, dépendance face à une médecine moderne excessivement spécialisée, qui étudie des symptômes, des maladies, des cas à grand renfort de techniques et d'analyses en disséquant les processus vitaux.

De l'autre, une autonomie et un art de vivre, qui associent les règles d'une vie saine à une conscience de soi et de son environnement, capable de rétablir un équilibre momentanément perturbé, seulement par une certaine manière de vivre et de se nourrir, sans aide extérieure.

Il est vrai qu'entre un comprimé et un art de vivre, il y a de l'espace, mais rien ne nous empêche de cheminer progressivement de l'un vers l'autre. On peut fort bien conjuguer les différentes approches en commençant par éviter les médicaments qui nuisent davantage qu'ils ne guérissent et privilégier ceux qui stimulent nos propres mécanismes de défense.

## *B - LA SAGESSE DE L'HYGIENE VITALE*

Choisir les plantes comme thérapeutique, c'est choisir la nature, nature dont nous faisons partie. C'est choisir de s'engager vers un mode de vie qui tend à éliminer les béquilles médicales, qu'elles soient naturelles ou chimiques.

Ainsi prendre notre santé en main, signifie en premier lieu et parallèlement à n'importe quelle thérapie, s'occuper un peu plus de notre hygiène vitale. Nous faisons mention de cet art préventif, car son aspect simple et quotidien souvent rebute ou agace. Cependant, toutes les médecines naturelles considèrent ces éléments comme constitutifs de notre état de santé ou de maladie, de notre «terrain».

### 1 - La respiration

Respirer mieux, plus profondément, en prenant conscience de l'oxygène qui entre dans nos poumons et va vitaliser notre sang et toutes nos cellules. Par la respiration, l'air pénètre dans les poumons et transmet ses propriétés à tout le corps par l'intermédiaire des 100 m2 de muqueuse pulmonaire où viennent se régénérer les 5 litres de sang, en une minute environ. Ces éléments nous font pressentir l'importance de la respiration et de la qualité de l'air comme un des facteurs de base de la santé de l'homme.

L'oxygène et les autres éléments de l'air, sont la moitié de la nourriture de notre corps. Il est bon de pratiquer, par exemple, la respiration complète de hatha-yoga, c'est-à-dire inspirer complètement par le ventre, par les poumons, puis en soulevant les épaules, retenir l'air un instant sans forcer, et expirer lentement, poumons puis ventre, cela pendant 10 mn en position détendue une ou deux fois par jour.

«En respirant, vous prenez votre meilleur repas» dit O.M. Aivanhov.

Il existe en Orient des «écoles de respiration» où la plupart des maladies sont soignées avec succès par des thérapies se fondant principalement sur la respiration.

### 2 - La nourriture

Se nourrir mieux en apprenant à sentir ce dont notre corps a besoin et ce qui, au contraire, lui est néfaste. Découvrir les quelques règles de base de la nutrition, consommer plus de fruits, de crudités, de céréales complètes, diminuer les viandes, tous les corps gras, frits ou chauffés, les sucres. Tenir compte du fait que les fruits et les crudités se digèrent dans l'intestin (donc à manger en début de repas), que les protéines, laitages, huiles se digèrent dans l'estomac, que les féculents, les céréales, le pain se digèrent dans la bouche par la salive et la mastication. Les sucreries en fin de repas ralentissent la digestion et provoquent des fermentations et des ballonements.

Prendre également en compte que notre corps est constitué pour 1/4 d'éléments acides et pour 3/4 d'éléments basiques (alcalins). Or le plus souvent, nous mangeons une nourriture dont la proportion de ces éléments est pratiquemment inversée :

— 3/4 acides,

toutes les viandes, corps gras chauffés, laitages et fromages cuits ou fermentés, tous les produits raffinés et industriels : farine blanche, conserves en boite, etc... Toutes les sucreries, les fruits acides, à l'exception du citron qui a un pouvoir alcalinisant dès qu'il arrive dans l'estomac,

— 1/4 basique,

les légumes frais, crudités, laitages frais, certains fruits, la majorité des céréales complètes, éventuellement germées, quelques oléagineux tels que sésame, noisette, amande...

Notre organisme, particulièrement avec notre cuisine occidentale, doit sans arrêt fournir un effort considérable pour rétablir l'équilibre base-acide indispensable à notre bon fonctionnement. Cependant, le non respect de cette loi biologique entraine à la longue, pour la majorité de la population, une acidification progressive du terrain humoral, qui est à la base de la plupart des maladies dites de «civilisation» (troubles digestifs, circulatoires, nerveux...) ainsi que des maladies de dégénérescence (rhumatismes, arthroses, trouble du système immunitaire, cancers...)

Enfin et surtout, pour en revenir à la prise des repas, manger avec plaisir dans une atmosphère calme, ou au moins tenter de faire le calme en soi.

**3 - Le mouvement**

Bouger plus, non pas s'activer, mais retrouver des mouvements où notre corps entier se rythme peu à peu, muscles - respiration - rythme cardiaque. Pour que l'harmonie se crée en soi, il faut un moment... de marche, de danse, de yoga, de course, de nage, de ski de fond, etc... Le mouvement vitalise, il s'ensuit une oxygénation accrue, une détente et un sommeil plus profond, un esprit plus subtil.

## 4 - La pensée

Redécouvrir et faire confiance à l'extraordinaire vie qui anime toute chose, à notre être essentiel au profond de nous-mêmes, ce qui nous relie à tous les êtres et aux énergies subtiles de la nature et du cosmos. A partir de cette expérience fondamentale, s'exercer à avoir des pensées positives, ce qui constitue un apport d'énergie insoupçonnée.

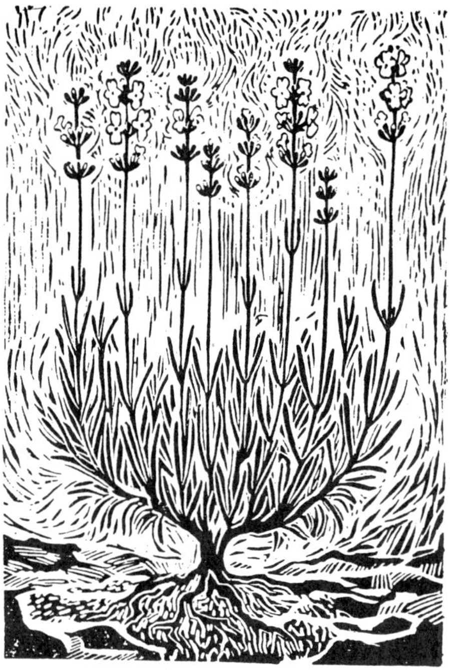

*La lavande, avec ses fleurs d'un bleu particulier, son parfum à la fois pénétrant, léger et vivifiant, est une médicinale majeure.*

*Favorable aux maladies qui ont une de leurs origines dans un métabolisme déréglé, elle stimule les activités respiratoires, digestives, circulatoires et calme les nerfs et le cœur. Elle aide, en bain, dans la sciatique, la goutte, les rhumatismes, certaines paralysies ; elle guérit les plaies, brûlures et piqûres...*

## *C - LA NATURE COMME MEDECIN*

Toutes les médecines sont bien obligées de constater que c'est la nature qui guérit, les thérapies et médicaments quels qu'ils soient ne peuvent qu'aider.

Le pouvoir de guérison est en nous, non à l'extérieur, c'est tout le sens de l'observation de Pasteur : « Le microbe n'est rien, c'est le terrain qui fait tout ». En ce sens, toute guérison est une auto-guérison, c'est l'organisme qui rétablit son équilibre et de manière plus large, c'est la personne entière corps-âme-esprit qui rétablit l'harmonie en elle.

Il peut être dangereux de faire disparaitre les symptômes qui témoignent généralement de l'action des mécanismes de défense, en oubliant ou en ne voulant pas chercher les causes réelles.

« La maladie est un signal d'alarme qui avertit l'homme d'une faute contre les lois naturelles, ce n'est pas le signal qu'il faut faire cesser, mais la faute ». Ainsi un véritable rétablissement de la santé ne peut s'opérer que dans le respect des lois biologiques. Cela peut vouloir dire que, pour aider notre organisme et nous aider à progresser vers l'auto-guérison, il faille changer notre mode de vie, et choisir des techniques et des produits naturels et non toxiques.

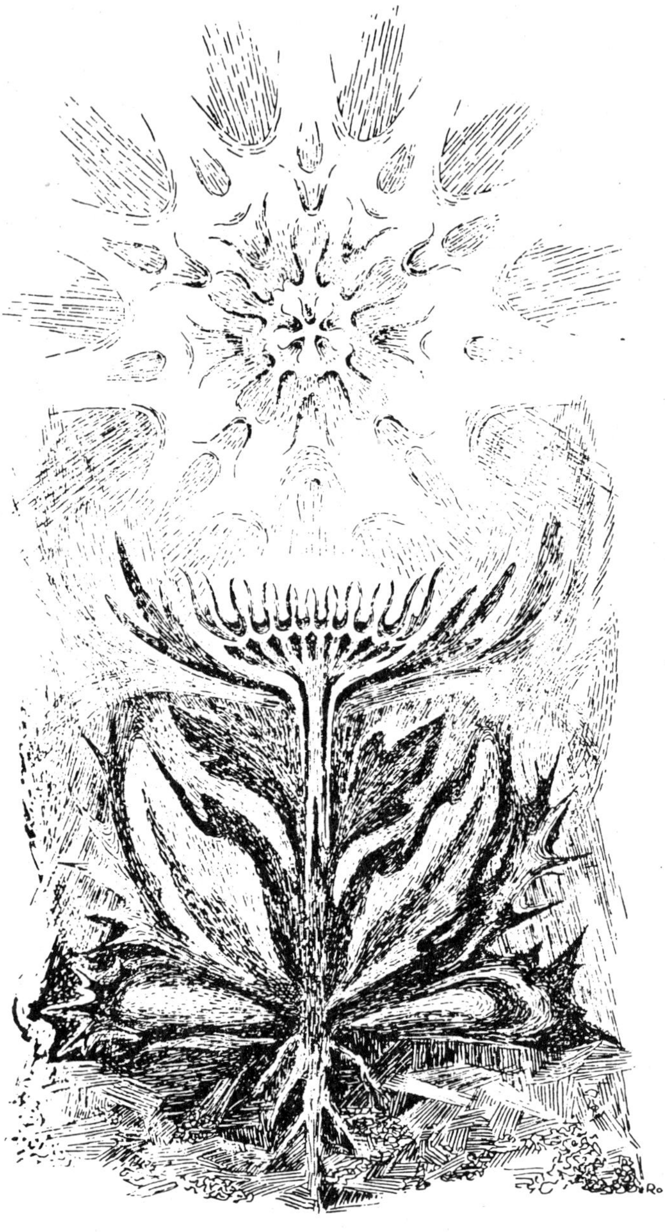

*Walter Roggenkamp illustre l'essence de la famille des composées.*

# III - PARTICULARITES ET AVANTAGES DES HUILES ESSENTIELLES

## A - DEFINITION

Les huiles essentielles ou essences aromatiques végétales sont les substances odorantes, volatiles et de consistance huileuse, contenues dans les plantes. Elles sont plus ou moins fluides parfois résinoïdes, souvent colorées allant du jaune pâle au rouge foncé-brun en passant par le vert émeraude et le bleu. A part une ou deux exceptions, elles sont plus légères que l'eau, d'une densité de 0,75 à 0,98. Elles se distinguent des huiles fixes et lipides par leur propriété volatile qui augmente avec la chaleur, ainsi la tache grasse que laisse une H.E. sur du papier se dissipe en peu de temps. Les H.E., très volatiles, passent donc rapidement de l'état liquide à l'état gazeux, elles s'allument facilement et brûlent d'une flamme brillante. Elles présentent la propriété physique appelée diathermie : c'est-à-dire que sous leur forme gazeuse, les H.E. augmentent leur potentiel énergétique en laissant passer la lumière, mais en retenant au passage l'énergie calorique de celle-ci.

La plupart des végétaux renferment des H.E., mais seulement en quantité infime, ne permettant pas l'extraction ou en rendant le prix des H.E. prohibitif ; seules les plantes, dites aromatiques, en produisent en quantité suffisante. Ces plantes appartiennent essentiellement aux familles des labiées (lavande, thym, sarriette, sauges, menthes,...), des ombellifères (cumin, carvi, anis vert, fenouil...), des myrtacées (eucalyptus, cajeput, niaouli...) des conifères (pin, cèdre, cyprès, genévrier...), des rutacées ou héspéridées (citron, orange, bergamote...), des lauracées (cannelle, camphrier de bornéo, sassafras...). Les H.E. sont localisées surtout dans les fleurs et les feuilles, mais on les trouve également dans le bois, les fruits et leur écorce, les graines et les racines. Elles sont synthétisées naturellement grâce à l'énergie solaire par les cellules secrétrices des plantes aromatiques. Ces plantes conservent l'huile essentielle dans des poches glandulaires qui se brisent, par exemple, lorsqu'on frotte une feuille, libérant ainsi leurs arômes. C'est par ce moyen simple que l'on reconnait une plante médicinale aromatique d'une plante non-aromatique.

Les H.E. sont solubles dans l'alcool, l'éther, l'huile, mais insolubles dans l'eau, sans émulsifiants.

## B - L'EXTRACTION

Elles sont extraites par distillation à la vapeur d'eau pour la majorité des plantes. Plus exactement, ce «passage vapeur» plutôt que distillation, doit être fait dans le respect des règles de l'art, à savoir :

a) le moment propice pour la récolte des plantes,
b) la préparation des plantes avant la distillation,
c) le temps de distillation afin d'obtenir l'essence totale,
d) le rapport température - pression de l'alambic,
e) savoir faire particulier, certaines H.E. s'obtiennent en chauffant plusieurs fois les plantes avec des temps d'arrêt, etc...

Pour quelques autres, comme le clou de girofle et les écorces d'agrumes, on procède par simple expression. Traditionnellement, on obtenait l'H.E. d'hespéridées par la technique du grattage, encore pratiquée en Sicile. On grattait les écorces de fruits et on absorbait l'essence à l'aide d'une éponge.

Pour certains arbres, comme le commiphora (myrrhe), le laurier de Guyane ou le camphrier de Bornéo, la méthode utilisée est l'incision du tronc.

Enfin, on utilise la chaleur pour séparer l'H.E. de la résine brute, par exemple la térébenthine, que l'on sépare de la résine du pin.

Il existe d'autres procédés d'extraction, qui dans certains cas, facilitent l'obtention de l'H.E., ou en augmentent considérablement le rendement, mais au détriment de la pureté. Il s'agit notamment du procédé de dissolution ou lixiviation par des solvants chimiques, dans lesquelles on immerge les plantes. Les H.E. ainsi retirées des végétaux sont intimement mélangées au solvant. Il faut ensuite séparer du solvant les H.E., par distillation fractionnée ou par d'autres techniques, ce qui n'est jamais réalisable totalement. Il reste toujours des traces de solvants (hexane, acétone, méthanol, isopropanol, solvant chloré), dans les H.E. ainsi obtenues.

La méthode de l'enfleurage est similaire et consiste à faire absorber les H.E. par un corps gras, que l'on doit séparer ensuite pour obtenir l'H.E. pure. En cosmétologie, il est possible d'utiliser ces corps gras chargés d'H.E. pour la préparation des baumes, des crèmes, etc...

Pour tous les usages thérapeutiques, ou d'hygiène, on évitera les H.E. obtenues à l'aide de solvants. On demandera donc au fournisseur le mode d'extraction des H.E. et ceci particulièrement pour les H.E. à faible rendement (voir au chapitre VII A).

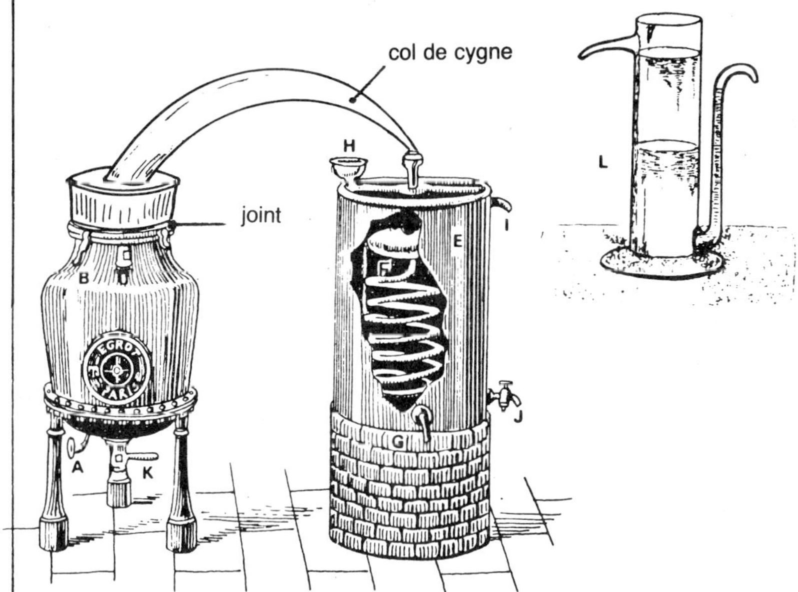


ALAMBIC A VAPEUR SYSTEME EGROT

A. Entrée de la vapeur - B. Cucurbite en cuivre étamé contenant les plantes à distiller. C. Chapiteau en cuivre étamé - D. Col de cygne - E. Bâche du réfrigérant en tôle - F. Serpentin en cuivre étamé - G. Sortie de l'eau florale chargée d'essence - H. Entonnoir - I. Trop-plein de la bâche - J. et K. Robinets de vidange - L. Vase florentin servant à séparer l'essence de l'eau florale.

## C - LA CONCENTRATION

Les H.E. sont d'une richesse extraordinaire et représentent les vertus des plantes aromatiques en concentré.

Par exemple :

| 100 kg de plantes fraiches | Quantité d'H.E. produite à la distillation |
|---|---|
| Rose et violette | 3 gr à 8 gr |
| Mélisse officinale | 15 gr à 20 gr |
| Bergamote, géranium, bois de rose, Thym vulgaire | 100 gr : 300 gr |
| Absinthe, marjolaine, hysope Muscade (noix), myrte, persil, Sauge officinale | 300 gr à 400 gr |
| Genièvre (baies), laurier sauce, Patchouli, lavande officinale Sassafras (bois) | 1000 gr à 1200 gr |
| Cyprès, eucalyptus | 2000 gr à 3000 gr |

Cette concentratrion appelle quelques remarques :
— les H.E. sont des produits précieux, à choisir, traiter et conserver avec soin.
— pour les essences végétales à faible rendement, le coût en est forcément élevé, donc les H.E. de qualité, pures, naturelles, totales et particulièrement de culture biologique, ou de plantes sauvages, excluent un prix modique. Un tel prix ne peut être que synonyme de «sauçage». Cette pratique du «sauçage» peu honorable, mais hélas courante, peut être simplement gênante, selon le type de produit ajouté ou selon l'utilisation, mais, elle peut également s'avérer franchement néfaste ou dangereuse en aromathérapie. Aussi est-il important que l'utilisateur s'informe sur la qualité des H.E. qu'il achète.
— cette concentration extraordinaire exige systématiquement une dilution avant utilisation (voir conseils d'utilisation).

La concentration représente un grand avantage pratique. Les H.E. sont peu encombrantes, elles se transportent facilement et se manipulent simplement. Elles permettent de multiples combinaisons entre elles et des préparations à usages divers. Elles ne s'altèrent pas et peuvent être conservées plusieurs années (trois à cinq ans) si elles sont pures, naturelles, bien filtrées et logées dans des flacons en verre, à l'abri de la lumière et de la chaleur.

Nous verrons au chapitre VI les différentes conséquences thérapeutiques découlant de cette concentration.

## *D - LES CHIMIOTYPES*

Le nom commun des H.E. devrait être suivi du nom botanique de la plante afin d'éviter les confusions. Les utilisations thérapeutiques de plus en plus affinées des H.E. et une connaissance plus approfondie des plantes ont mis en évidence que, pour certaines plantes de la même variété, il existait des différences de composition suffisamment importantes pour les distinguer, en parlant de races chimiques ou chémotype ou chimiotypes différents. Prenons l'exemple le plus typique : celui du thym (thymus vulgaris)* ; sept chimiotypes principaux ont été dégagés par de récentes recherches, présentant des substances différentes qui sont dominantes de 30 à 90% dans chacune des plantes.

Pour ces thyms, les chimiotypes représentent des dominantes à cinéol, géraniol, linalol, terpinéol, thuyanol, thymol, carvacrol. Les deux derniers sont des thyms à phénol dits thyms forts (également appelés par les distillateurs « thym rouge », lorsqu'il est à dominante de thymol, et « thym noir » lorsqu'il est à dominante de carvacrol). Ils poussent de préférence sur les flancs sud des collines calcaires proches de la méditerranée. Leurs feuilles sont gris cendrées et l'odeur et le goût sont fort âcres, et piquants. Ces thyms phénolés sont les plus efficaces dans les maladies infectieuses et microbiennes aigües. Ils présentent par ailleurs deux inconvénients :

* Les divers travaux de J. LAMY (Chambre d'Agriculture de la Drôme), J. PASSET et GRANGER (Lab. de chimie organique, Faculté de Pharmacie de Montpellier), Ph. VERNET (Lab. de génétique écologique de Montpellier), Ph. GOUYON et G. VALDEYRON (Instit. Nat. Agronomique de Paris - Grignan).

— une certaine dermocausticité et une légère hépato-toxicité à dose massive et sur une longue durée. Nous recommandons donc de ne pas utiliser les thyms phénolés purs directement sur la peau. La même précaution est souhaitable avec les autres H.E. phénolées, particulièrement : origan, sarriette, girofle, cannelle, muscade, romarin.
— d'autre part, en usage interne, les thyms phénolés seront utilisés soit en traitements courts, soit en traitement de fond à faible dose, ou alors on leur préfèrera les thyms doux.

Les cinq premiers types de thym peuvent être appelés thyms doux (ou encore thyms jaunes). Ce sont les thyms citronnés à géraniol présentant des propriétés bactéricides se rapprochant des thyms phénolés à thymol et carvacrol ; les thyms à linalol (par exemple, un thym sélectionné appelé « pégase ») à odeur et à goût plus doux et nuancé ; enfin, les thyms espagnols à cinéol (ou eucalyptol) ne présentant aucune toxicité.

Il existe plusieurs plantes présentant des chimiotypes différents : le romarin, l'origan, l'eucalyptus... Cependant, pour l'utilisateur non spécialiste, nous proposons de retenir une seule distinction : celle des H.E., (des labiées surtout), à forte ou à faible teneur en phénol, ou, bien sûr, de suivre les précisions de l'aromathérapeute.

Dans la grande majorité des cas, le nom botanique des plantes est suffisant pour un emploi thérapeutique judicieux. Pour certaines plantes aromatiques et donc d'H.E., dont il existe plusieurs variétés ou chimiotypes présentant certaines différences, nous pouvons relever toutefois que les grandes indications thérapeutiques restent souvent similaires. Par exemple, chez les eucalyptus : leurs propriétés anti-infectieuses, respiratoires (balsamiques, expectorantes) et de cicatrisation sont communes.

## *E - LA QUALITE POUR LE CONSOMMATEUR*

L'appellation « pure et naturelle » garantit que l'H.E. provient uniquement de la plante indiquée sur l'étiquette, et qu'elle n'est pas mélangée ou coupée avec d'autres substances.

Cette qualité est un minimum à exiger, les falsifications étant nombreuses allant de l'allongement de l'H.E. (sauçage) à l'H.E. synthétique à 100%.

La qualité «biologique» garantit en plus l'absence de résidus de pesticides ou de minéraux indésirables. En outre, les huiles essentielles provenant de l'agro-biologie ou de plantes sauvages présentent une qualité et un pouvoir de radiation supérieur. Cette qualité est vivement conseillée pour l'utilisation en aromathérapie. Son prix plus élevé s'explique par un travail manuel beaucoup plus important.

La qualification H.E. «totale» indique la bonne conduite de la distillation, afin d'obtenir l'intégralité de l'essence, ce qui signifie parfois plusieurs heures de distillation.

Les adjectifs «comestible, alimentaire, pharmaceutique», sont flous, car ils n'ajoutent rien aux précédentes qualifications.

En résumé, il est souhaitable d'obtenir la triple garantie suivante :
— l'espèce botanique certifiée, éventuellement le type chimique.
— la distillation à la vapeur d'eau, à basse pression.
— le type de culture : agrobiologie ou plantes sauvages.

## *F - LE CONTRÔLE DE LA QUALITÉ AU NIVEAU DU PRODUCTEUR, DU LABORATOIRE ET DU PHARMACIEN*

### 1 - Les caractères sensibles :

— la couleur, qui varie avec le vieillissement et l'oxydation, allant souvent dans le sens d'un brunissement,
— l'odeur caractéristiquc à chaque huile essentielle et même à chaque crû, mais qui demande une bonne habitude olfactive,
— la saveur qui est également un bon indicateur.

Généralement, les huiles essentielles de mauvaise qualité ou falsifiées ont un goût désagréable qui s'amplifie avec le vieillissement.

### 2 - Les mesures physiques :

— le degré de solubilité dans l'alcool éthylique permet de déterminer certaines falsifications courantes : coupage avec de la thérébenthine, des terpènes, des huiles végétales ou du pétrole,
— le pouvoir rotatoire et son sens lévogyre ou dextrogyre donne des

indications sur la pureté d'une huile essentielle,
- la densité jusqu'à la 3^me^ décimale doit être comprise dans une fourchette connue,
- il en va de même pour l'indice de réfraction mesuré à 3 décimales et à 20° centigrades.

### 3 - Les analyses chimiques :

- l'indice d'acide, d'ester et d'hydroxyle,
- le dosage des phénols, des terpènes, des cétones, des cinéols, donnent une première indication sur la composition chimique des huiles essentielles.

### 4 - Les analyses avec les appareils de laboratoire :

- la spectrométrie et la spectrographie permettent une analyse plus fine des divers composants des huiles essentielles,
- la chromatographie sur couche mince, en phase liquide et en phase gazeuse permet de déceler les constituants mineurs ainsi que la quasi totalité des composants. Ces analyses permettent de détecter des substances étrangères, cependant elles sont passablement coûteuses.

### 5 - Les mesures au bio-électronimètre de Vincent :

Les travaux de Louis Claude Vincent sont d'un grand intérêt, non seulement pour définir la qualité et les caractéristiques d'un liquide, mais ils fournissent de précieux renseignements sur la qualité du terrain biologique humain. Ils donnent des indications sur le terrain humoral quant à son équilibre, son degré d'intoxication, son âge physiologique réel. C'est un véritable bilan de notre état de santé que permettent ces mesures.

Louis Claude Vincent précise : *«par bio-électronique, nous entendons que tout être vivant, comme tout minéral en solution, est rigoureusement défini par trois facteurs : le pH, le rH2 et la résistivité».*

Ces trois mesures sont au départ liées aux propriétés de l'eau ($H_2O$) liquide à l'origine de toute vie. Il y a dans l'eau des molécules dissociées en $OH^-$ dont la proportion donne le caractère alcalin à l'eau, et en $H^+$ dont la proportion donne le caractère acide de l'eau.

- Le facteur pH (potentiel Hydrogène) mesure le nombre de $H^+$ et le degré d'acidité d'une solution. Cette mesure se fait sur une échelle de 0 à 14. Avec un pH de 7, la solution est neutre.

Pour un pH inférieur à 7, la solution est acide. Pour un pH supérieur à 7, la solution est alcaline. Les huiles essentielles de qualité présentent un pH voisin de 5 (max : 5,8), elles constituent donc des solutions acides.

— Le facteur rH2 (pouvoir d'oxydo-réduction) mesure le degré d'électronisation ou pouvoir de polarisation de la solution. Cette mesure se fait sur une échelle de 0 à 42. Avec un rH2 de 28, il y a neutralité (ou équilibre entre les H2 et O2). Pour un rH2 inférieur à 28, la solution est réductrice et négative électriquement. Pour un rH2 supérieur à 28, la solution est oxydante et positive électriquement. La majorité des huiles essentielles présente un rH2 voisin de 15 (max : 24). Elles constituent des solutions réductrices. Il y a quelques exceptions telle la menthe poivrée qui est oxydante.

— Le facteur r (la résistivité) est la propriété d'une solution à s'opposer au passage d'un courant électrique. Cette mesure s'exprime en Ohms ( $\Omega$ ) cm/cm2. On constate que plus une solution est pure plus elle s'oppose à la transmission électrique.

Les huiles essentielles constituent des solutions à haute résistivité : r supérieur à quelques milliers d'ohms. Nous renonçons pour le moment à donner des chiffres précis, les résultats des différentes analyses ne concordant pas. Il semble cependant que la qualité des huiles essentielles y soit pour beaucoup.

En résumé, ces trois mesures effectuées sur des huiles essentielles fraîchement distillées donnent des résultats, pour chaque essence aromatique, d'une constance très utile pour vérifier la qualité, l'altération ou la falsification.

Des recherches en cours devraient affiner ces mesures pour permettre de vérifier l'origine culturale «chimique» ou «biologique».

Un mot sur les implications thérapeutiques de ces mesures en relation avec les huiles essentielles. Le pH acide des huiles essentielles explique en partie leurs propriétés bactéricides, il favorise un milieu stérile, alors que l'alcalinité favorise le développement microbien. D'autre part, la solution acide est nécessaire à l'action des vitamines. Elle abaisse le rH2 sanguin qui, à la normale, devrait se situer à 22. S'il atteint le point d'équilibre rH2 = 28, le sang ne peut plus fixer l'oxygène, ce qui est grave pour l'organisme, car des thromboses et des crises d'asthme peuvent se déclarer. Le pouvoir réducteur des huiles essentielles favorise les propriétés antivirales et antidégénératives. La résistivité exceptionnelle des huiles essentielles est particulièrement intéressante dans la lutte contre les infections et les toxines.

**6 - Des mesures magnétiques :**

Bien que controversées, ces mesures sur le pouvoir vibratoire ou la radiation électro-magnétique des huiles essentielles effectuées en radiesthésie sont intéressantes. Il faut relever que les résultats obtenus par divers radiesthésistes sont concordants.

On constate que plus une huile essentielle est de bonne qualité - issue de culture biologique ou de plante sauvage, récoltée au bon moment et distillée selon l'art - plus elle présente un pouvoir vibratoire élevé. A l'inverse, ses radiations diminuent avec la baisse de la qualité.

Exemple : huile essentielle de lavande fine

— sauvage : pouvoir vibratoire 130
— biologique : pouvoir vibratoire 124
— culture chimique : pouvoir vibratoire 80
— falsifiée/coupée : pouvoir vibratoire 10 à 60.

## G - DANGER ET TOXICITE DES HUILES ESSENTIELLES

Nous ne parlons pas ici de l'aspect concentré des H.E. dont l'utilisation demande une dilution et le respect des doses correctes.

« Rien n'est poison, tout est poison, seule la dose compte ».

La dose bienfaisante est à établir à partir de la dose moyenne, en tenant compte de la sensibilité propre à chaque individu. Même les meilleures choses prises en trop grande quantité ou dans de mauvaises conditions, entrainent des toxicités. Le miel, par exemple, est un merveilleux aliment - remède pris en petite quantité et en dehors des repas, mais consommé après un copieux repas, non seulement il perturbe la digestion, mais il provoque des fermentations particulièrement intoxicantes.

L'aromathérapie est une médecine naturelle qui, bien pratiquée, est d'une remarquable efficacité et ne présente aucun danger. L'aromathérapeute a la possibilité d'adapter la posologie avec une grande finesse permettant de traiter depuis les cas bénins jusqu'aux cas graves et aigus demandant une action puissante et rapide. Ainsi, par voie de conséquence, mal pratiquée, elle peut avoir des effets indésirables, et présenter des dangers. Comme le dit le Dr. Valnet : « Toute thérapeutique pourvue de quelque activité est, par là même, susceptible de se montrer néfaste au prorata de sa puissance ». Ainsi est-il nécessaire de ne pas se cantonner dans une dualité simpliste : « Le naturel est doux et bon, le chimique est violent et mauvais », tant il est vrai qu'il y a des plantes toxiques et des médicaments de synthèse non toxiques et utiles.

Il y a quelques H.E. qui, à doses massives ou en cure prolongée, peuvent présenter une certaine toxicité. Il s'agit surtout des H.E. contenant des cétones (le camphre, la thuyone, la carvone...) telles l'absinthe, l'hysope, la sauge officinale, le thuya, l'anis, le fenouil, le carvi, le romarin, la menthe, lesquelles peuvent, particulièrement chez des personnes sensibles, provoquer des accidents nerveux, des convulsions, jusqu'à des crises épileptiques chez des personnes sujettes à ces troubles.

Notons cependant que les quelques accidents relatés par différents médecins ont toujours été provoqués par la prise de doses trop importantes ou sur des périodes trop longues (plusieurs mois ou années) et de plus, dans la majorité des cas, par des personnes présentant des prédispositions à ces troubles nerveux. Par ailleurs, la qualité des H.E. employée se révéla très douteuse dans plusieurs des cas. En respectant les dosages préconisés, et en étant attentifs aux effets thérapeutiques d'une préparation, il n'y a pratiquement pas de danger.

## *H - LES H.E. INTERDITES A LA VENTE AU PUBLIC*

(en France)

Du point de vue législatif, la loi interdit la vente au public, sauf sur ordonnance médicale, des H.E. d'absinthe, de fenouil (semence), d'hysope, d'anis vert, et de badiane. Ces H.E. contiennent, dans des proportions variables, des cétones qui, utiles en petite quantité, peuvent présenter des dangers si elles sont ingérées à haute dose, comme nous venons de le voir. Mais, ce qui semble plus explicatif, c'est que toutes ces H.E. contiennent de l'anéthol, produit de base dans la préparation des boissons alcooliques anisées. Il est à noter que, récemment, des pharmaciens mettant en avant l'aspect toxique de certaines H.E., ont invité les autorités à prendre des mesures pour en interdire la vente au public, hors pharmacie. Le gouvernement vient d'ailleurs de légiférer en ce sens, par un récent décret de juin 1986 qui allonge la liste des H.E. interdites à la vente hors des pharmacies - à l'armoise, le cèdre, la sauge, la tanaisie, le thuya. Il est réjouissant de voir que des mesures qui visent à protéger les consommateurs soient étudiées. On peut cependant se demander si un des motifs de cette restriction ne serait pas le marché potentiel des H.E., lequel a le vent en poupe, et qui est en passe d'échapper aux pharmacies.

D'autre part, ces restrictions ne résolvent en rien les problèmes de la qualité, les indications du Codex étant tellement imprécises que certaines H.E. reconstituées ou synthétiques peuvent y satisfaire. Il serait certainement plus efficace d'établir des normes permettant le contrôle de la qualité des H.E., tant il est vrai que la vente en pharmacie ne résoudra pas le problème qualitatif.

En ce sens, il nous semblerait regrettable que le législateur restreigne la vente des produits naturels, sous prétexte que certains présentent un danger. Il y a eu, en effet, quelques malaises surtout chez des enfants ayant absorbé trop d'H.E., parce que les parents n'étaient pas au courant des posologies, ou que l'enfant avait réussi à dénicher un flacon. Cependant, sans parler des médicaments, qui présentent un semblable danger, quel produit de nettoyage, quel alcool fort ne provoquent pas de malaise chez un enfant qui l'absorbe ? Ce n'est pas pour autant que l'on va en interdire la vente hors pharmacie. La solution n'est assurément pas dans le renforcement de l'ignorance du public au sujet de l'usage des plantes et des H.E., mais au contraire, dans une information large et ouverte, sur ces merveilleux produits de la nature, qui, utilisés à bon escient, sont des moyens agréables, et efficaces pour une bonne hygiène et une meilleure prévention des maladies.

Enfin, au niveau de la production des plantes et des H.E. à cétone en particulier, les recherches ne font que commencer. Ainsi avons-nous remarqué, avec quelques collègues producteurs de plantes aromatiques et médicinales, que certaines colonies de plants sauvages de sauge officinale présentaient une fois distillées, une H.E. ne contenant que 4 à 5% de cétone (thuyone) contre dix fois plus dans les H.E. de sauge officinale provenant de grandes cultures à plantes sélectionnées. Un petit pourcentage de cétone dans une H.E. est intéressant, car les cétones aromatiques agissent en synergie avec les autres substances et particulièrement par une action mucolysante.

Dans le même ordre d'idées, nous avons remarqué que l'époque et la date de la coupe et de la distillation influençaient la composition bio-dynamique et chimique des H.E. Par exemple : plus on distillait tard dans l'automne la sauge off. et l'hysope, plus la teneur en cétones était élevée. Il y a là des recherches et des sélections à opérer qui sont d'un grand intérêt, mais qui semblent, hélas, ne pas susciter, dans la majorité des cas, l'attention et l'aide technique et financière des services publics ou privés concernés.

# Les instruments de la distillation traditionnelle

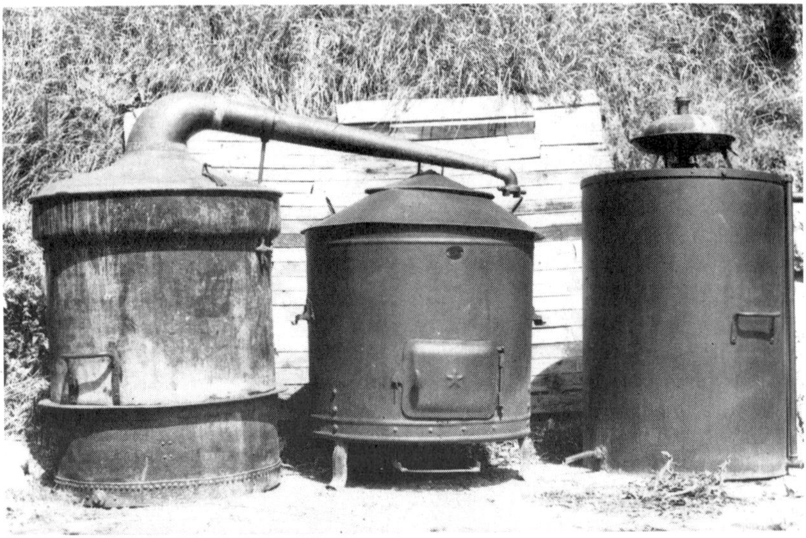

*L'APPAREIL A DISTILLER, les trois éléments de l'alambic :*

1) *le vase en cuivre dans lequel on verse un fond d'eau jusqu'à une grille située au quart de la hauteur sous les poignées ; puis, sur la grille, viennent les plantes à distiller.*
2) *la chaudière.*
3) *le serpentin.*

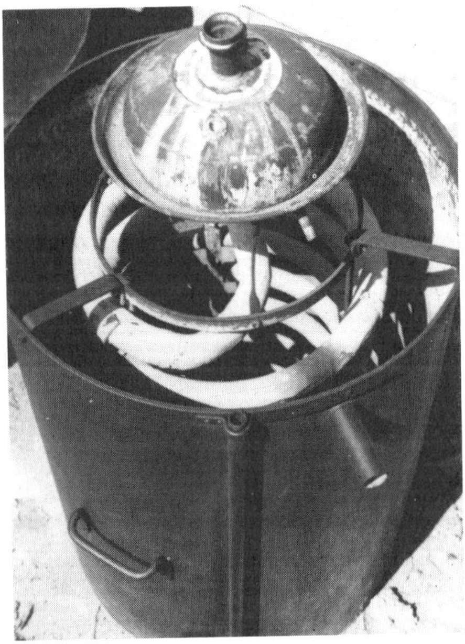

*C'est dans le serpentin que vient se refroidir et donc se condenser la vapeur d'eau ayant entraîné avec elle les Huiles Essentielles. La cuve contenant le serpentin en cuivre est remplie d'eau froide que l'on renouvelle en permanence.*

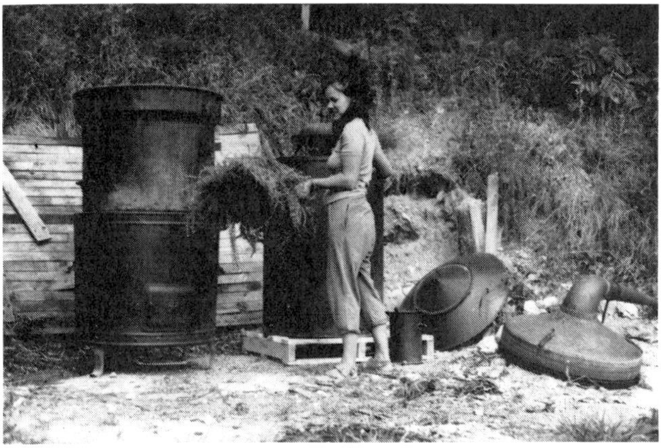

*Pour commencer à distiller, on pose le vase à l'intérieur de la chaudière, on enlève le couvercle-col de cygne, et après avoir versé un fond d'eau, on rempli le vase avec les plantes (ici de la lavande fine) que l'on tassera.*

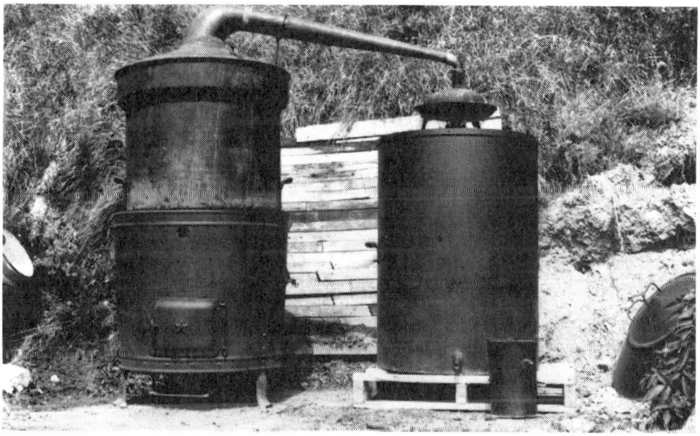

*Une fois plein, on place le couvercle afin que le col de cygne s'emboîte exactement dans le haut du serpentin, alors la chauffe peut commencer, une «passée» de lavande fine dure trois quarts d'heure à une heure à partir du moment où l'eau bout, si l'on veut extraire l'H.E. totale.*

*Devant le serpentin, on dinstinguera l'essencier dans lequel vient couler la vapeur d'eau condensée qui constitue l'hydrolat ou eau florale et l'huile essentielle qui surnage à l'hydrolat (tel l'huile et l'eau). Deux ouvertures, l'une partant du fond de l'essencier permet de vider l'hydrolat, l'autre sous forme d'un bec verseur sur le bord supérieur permet de récupérer l'huile essentielle.*

*Dans les alambics plus récents, la chaudière est en pierres réfractères, et l'eau est chauffée séparément du vase, ce qui permet de la faire passer à travers les plantes à volonté. La «paille», c'est-à-dire ce qui reste des plantes après la distillation, une fois enlevée et sèchée devient le combustible pour la passée suivante.*

*(Alambic et photos R. Balz)*

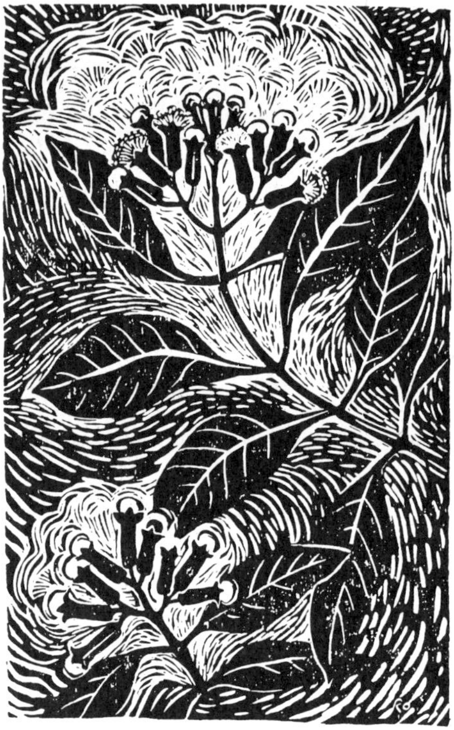

*Le giroflier (Eugenia caryophyllata)*

# IV - LES PROPRIETES GENERALES DES HUILES ESSENTIELLES

## A - QUELQUES EXEMPLES DE LEURS PROPRIETES ANTI-INFECTIEUSES

Il est difficile d'aborder ici dans le détail les multiples propriétés des H.E. Mentionnons cependant quelques aspects de leurs propriétés antiseptiques et bactéricides étonnantes telles que les relate, notamment, le Dr. Valnet, dans son livre «Aromathérapie».

— L'huile essentielle de cannelle tue le bacille typhique à la dilution de 1/300.
— L'huile essentielle de camomille allemande doit à l'un de ses constituants, l'azulène, des propriétés bactériostatiques insoupçonnées. L'azulène est efficace à la dilution de 1/2000 contre le staphylocoque doré, le streptocoque ß hémolytique (agent de la scarlatine, et du rhumatisme articulaire aigu : R.A.A.) et, le proteus vulgaris. Des plaies infectées ont été guéries par une dilution de 1/170 000 à 1/180 000.
— L'huile essentielle de citron présente également des propriétés remarquables. Les travaux de Morel et Rochais ont montré que les vapeurs d'H.E. de citron neutralisent le méningocoque, le bacille typhique, le pneumocoque, le staphylocoque doré, le streptocoque ß hémolytique en des temps variables.

Cette H.E. neutralise le bacille typhique et le staphylocoque en 5 minutes, le bacille diphtérique en 20 minutes. Quelques gouttes de citron dans les huîtres les débarrassent en 15 minutes de 92% de leurs microbes (C. Richet).

Relevons en relation avec ces expériences, que les pouvoirs antiseptiques et bactéricides des H.E. sont différents et plus forts, lorsqu'elles sont administrées à une personne «in vivo» que lorsqu'elles sont testées en laboratoire dans une éprouvette «in vitro».

Les expériences de Cavel indiquent la dose minimale en centimètres cubes de diverses H.E. qui infertilisent (s'opposent au développement des germes microbiens et les tuent) un litre de bouillon de viande ensemencé avec l'eau d'une fosse septique : il suffit de

— 0,7 cm3 d'H.E. de thym
— 1,0 cm3 d'H.E. d'origan
— 1,6 cm3 d'H.E. de verveine
— 1,7 cm3 d'H.E. de cannelle de chine
— 1,8 cm3 d'H.E. de rose
— ...

Alors qu'il faut :

— 5,6 cm3 de phénol, antiseptique couramment utilisé dans les hôpitaux, et qui se retrouve en 25e place parmi les H.E. testées.

Dans le domaine de la purification bactériologique de l'air par les H.E., le professeur Griffon a effectué l'expérience suivante : un mélange d'H.E. fut diffusé sous forme de brouillard dans une pièce. Il étudia la vitalité des germes microbiens existant en suspension dans l'air avant et après la diffusion. Après 30 minutes, sur 210 colonies microbiennes dont 12 moisissures et 8 staphylocoques, les H.E. ont détruit dans l'air ambiant toutes les moisissures et tous les staphylocoques et n'ont laissé que 4 colonies microbiennes. On voit l'efficacité préventive et prophylactique des nébulisations d'H.E. tant dans les chambres de malades que dans les locaux de travail et d'habitation. Ces résultats sont extrêmement intéressants lorsqu'on sait que dans une forêt, on compte 4 à 5 germes microbiens par m3, dans un appartement en ville aux alentours de 20 000 par m3, plusieurs millions dans un grand magasin, de l'ordre de 5 millions au m2 sur une table de travail et de 9 millions au m2 sur une moquette située sur un lieu de passage.

## *B - SYNTHESE DES PROPRIÉTÉS GÉNÉRALES DES HUILES ESSENTIELLES*

Les huiles essentielles sont parmi les substances les plus complexes que synthétisent les plantes aromatiques lorsqu'elles arrivent à leur apogée. Elles renferment un grand nombre de substances médicinales, ce qui explique leur action thérapeutique polyvalente.

Nous tentons ci-dessous une brève synthèse des propriétés des huiles essentielles qui n'est pas exhaustive et qui évoluera encore au fur et à mesure des recherches et des applications.

**1 - Propriétés physiques :**

— Pouvoir de diffusibilité et de pénétration extraordinaire, certainement lié au haut pouvoir vibratoire des huiles essentielles. Elles émettent des radiations électro-magnétiques de longueur d'ondes multiples qui permettent de combler les carences vibratoires de certains organes déficients et du système nerveux (cf les travaux de Laville et de Lakhowsky).
. Huiles essentielles indiquées : toutes.

**2 - Propriétés anti-infectieuses et de défense de l'organisme :**

— Pouvoir antiseptique (s'opposent au développement des germes microbiens et les détruisent).
. Huiles essentielles indiquées : la majorité.
— Pouvoir bactériostatique et bactéricide (s'opposent à la reproduction des bactéries et les détruisent).
. Huiles essentielles indiquées : la majorite.
— Pouvoir antibiotique.
. Huiles essentielles indiquées : notamment if, bardane, cyprès, chèvrefeuille, et aussi sauge, lavande, romarin, persil, particulièrement par modification du terrain.
— Pouvoir antiviral.
Les virus responsables du zona, de l'herpès, de la grippe, du coryza, sont traités avec succès par certaines huiles essentielles.
. Huiles essentielles indiquées : notamment citron, pin, lavande, thym, romarin, sauge, niaouli.
— Pouvoir antimycosique ou fongicide (s'opposent au développement des champignons, des moisissures, et les détruisent).
. Huiles essentielles indiquées : notamment cèdre, laurier sauce, lavande, moutarde, sarriette, thym.
— Pouvoir de cicatrisation, vulnéraire et antibrûlure.
. Huiles essentielles indiquées : notamment camomille, citron, eucalyptus, géranium, lavande, myrrhe, niaouli, romarin, sauge.

**3 - Propriétés stimulantes et rééquilibrantes fonctionnelles :**

— Pouvoir désintoxicant, antitoxique, et antivénéneux, notamment par la stimulation des émonctoires : organes d'évacuation des déchets et toxines, la peau, les reins, les poumons, l'intestin, le foie et le pancréas. Ces propriétés nettoyantes engendrent des vertus antirhumatismales, antilithiasiques, dépuratives, etc...
. Huiles essentielles indiquées : un grand nombre d'huiles essentielles dont ail, citron, camomille, cyprès, eucalyptus, genièvre, origan, romarin, sauge, thym, térébenthine.

— Propriété vasculaire, certaines huiles essentielles renforcent les parois des vaisseaux et stimulent le flux sanguin, central et capillaire, d'où meilleures nutrition, oxygénation et élimination.

. Huiles essentielles indiquées : notamment ail, anis, badiane, bouleau, cannelle, carvi, carotte, céleri, citron, cyprès, menthe, muscade, néroli, oignon, origan, romarin, sauge, thym.

— Régulation de l'activité cardiaque, de l'hypo et de l'hypertension. Huiles essentielles indiquées : voir index thérapeutique.

— Propriété digestive.
Les huiles essentielles favorisent la motricité intestinale, stimulent les fonctions hépato-biliaires ; pouvoir anti-fermentaire.

. Huiles essentielles indiquées ; notamment ail, oignon, anis, carotte, citron, fenouil, genièvre, romarin, thym.

— Pouvoir reminéralisant et catalytique en apportant aux cellules des vitamines, oligo-éléments, métaux rares, favorisant leur métabolisme et leur reproduction.

. Huiles essentielles indiquées ; notamment carotte, citron, sauge.

— Pouvoir de protection des cellules et de stimulation des défenses organiques, notamment en favorisant la leucocytose (production de globules blancs dont la fonction est d'intercepter et de détruire les agents pathogènes pénétrant dans le corps).
Huiles essentielles indiquées : notamment camomille, citron, thym.

**4 - Propriétés de renforcement et d'harmonisation du terrain biologique :**

Particulièrement par régulation neuro-endocrinienne dont dépend le métabolisme et toutes les fonctions vitales.

— Recharge bio-énergétique du système nerveux par les terminaisons endonasales, linguales, et cutanées. Rééquilibrage du système nerveux autonome par modération et stimulation du système nerveux sympathique et parasympathique.

. Huiles essentielles indiquées : voir index thérapeutique.

— Rééquilibrage du système endocrinien par la présence de phytohormones ou hormones végétales de conservation facile et prolongée. *« Elles agissent non pas en se substituant aux glandes déficientes mais en les dynamisant. Il s'agit donc d'une thérapeutique d'excitation physiologique » (Dr J. Valnet),* laquelle peut stimuler ou modérer l'activité d'une glande et, de façon générale, favorise l'équilibre de la production hormonale.

. Huiles essentielles indiquées : voir index thérapeutique.

— Propriété anti-dégénérative, provenant des différentes propriétés désintoxicantes, stimulantes et rééquilibrantes.
Des recherches sur leurs propriétés anti-tumorales et anti-cancéreuses ont donné des résultats intéressants.
. Huiles essentielles indiquées : notamment buis, cardamone, cyprès, cerfeuil, estragon, genièvre, livèche, menthe pouliot, menthe sylvestre, néroli, persil, pin baumier, rose, serpolet, sauge, thuya (ainsi que le guy, en médecine anthroposophique).

**5 - Propriété bio-psychique et action sur le système nerveux central :**

Il s'agit d'un domaine où les travaux sont délicats à mener. Cependant, cliniquement et dans l'expérience quotidienne, la prise de certaines huiles essentielles (mandarine, camomille, thym, sauge, orange, lemongrass, néroli, marjolaine, basilic, estragon, mélisse, lavande) agit sur le moral et sur le bien-être physique et psychique. Elle calme les anxieux et insomniaques, tonifie les déprimés, les asthéniques, détend les nerveux, émotifs, hypertendus et irrités.

Enfin, certaines essences aromatiques stimulent les fonctions de l'intellect et de l'esprit et sont utilisées pour éveiller des centres de conscience supérieure dans le domaine spirituel. C'est pourquoi, dans l'Antiquité, les parfums étaient considérés comme la nourriture des Dieux et actuellement, en Orient, certains sanyas se frottent l'endroit du troisième œil avec du santal.

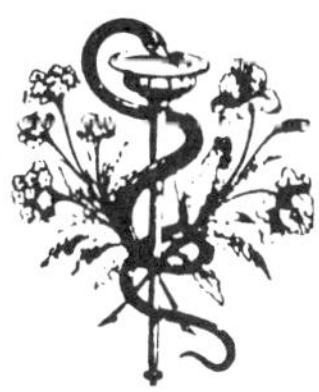

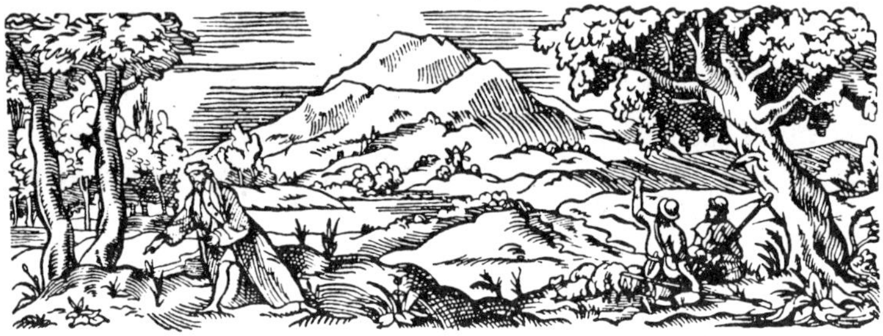

*L'évolution de la médecine a connu récemment un double mouvement. Il y a 50 ans, il n'y avait pratiquemment que des thérapeutiques naturelles, mais qui tendaient à une spécialisation qu'allaient permettre la technologie et la chimie.*

*Cette tendance culminait, il y peu d'années, dans le médicament de synthèse sélectif, ne traitant qu'un des aspects précis d'un symptôme d'une maladie. Tout était découpé en petits morceaux, afin d'être mieux étudié, et de même l'être humain...*

*Or, on s'aperçut que la recherche piétinait, si l'on ne considérait pas l'être humain globalement, comme on le faisait auparavant de façon toute naturelle. Et il y eut un retour et un nouveau développement des mèdecines dites naturelles, des approches globales, psycho-somatiques, holistiques. Ces thérapeutiques anciennes redécouvertes sont naturellement en ce sens qu'elles appréhendent l'homme dans sa nature propre, le replaçant dans son environnement, et qu'elles l'interpellent pour susciter en lui une prise en charge autonome et active.*

*La maladie comme la santé, est une conséquence de sa manière de vivre : c'est peut-être l'aspect le plus important de ce changement. de ce point de vue, chacun(e) peut entreprendre sa propre prévention, comprendre son état, sa maladie, concourir à sa guérison. Responsabilité essentielle que 50 ans de spécialisation lui avaient arrachée, faisant de lui un patient démuni incompétant et passif face aux spécialistes en blouse blanche et à l'institution médicale.*

# V - L'AUTOMEDICATION ET SES LIMITES

## A - L'AUTOMEDICATION

L'automédication est une pratique fort controversée. Elle existe d'abord sur le «marché allopathique», où certaines pharmacies ressemblent de plus en plus à des supermarchés. D'autre part, c'est un un fait, de plus en plus de personnes insatisfaites de la médecine officielle, cherchent une plus grande autonomie dans le domaine de la santé. Face à l'hermétisme de l'allopathie, les thérapies naturelles offrent l'avantage d'être plus accessibles, faisant intervenir des relations plus compréhensibles entre les causes des maladies, les médicaments et le malade.

Cette pratique, il est vrai, comporte des dangers. Bien des médecins, particulièrement des médecins spécialisés, la dénoncent avec des arguments se partageant entre de sincères conseils et mises en garde, et une simple défense de la profession médicale. La médicalisation de nombreux domaines de la vie et le monopole de la médecine que nous connaissons actuellement ont pour corollaire de considérer et de traiter l'ensemble de la population comme ignorant tout du domaine de la maladie et de la médecine, et inapte à prendre sa santé en main. Cette logique a engendré l'hypertrophie de l'appareil médical et du budget de la sécurité sociale sans une amélioration proportionnelle de la santé publique. Une autre conséquence est la désinformation et la déresponsabilité du public qui a contribué à la disparition quasi totale d'une élémentaire prévention liée à une saine hygiène de vie.

Notre position à l'égard de l'automédication se résumerait ainsi : bon sens et information d'un côté, prudence et expérimentation raisonnable de l'autre. Un ancien proverbe grec dit : «*Bien qu'on tombe parfois en apprenant à marcher, on ne va pas interdire la marche*». En ce sens, il nous semble important que chacune et chacun réapprennent les règles et lois élémentaires qui favorisent l'équilibre et la santé, et que si, suite à un déséquilibre, le choix de se soigner se porte sur une thérapie naturelle, cette démarche soit accompagnée d'une information sérieuse.

Enfin, il nous semble que ce point de vue se rapproche des observations du neuro-biologiste Henri Laborit : lorsque l'être humain est sollicité à agir, par besoin ou par désir de son corps ou de son environnement, et qu'il ne donne pas de réponse, cette inhibition de l'action entraîne à la longue une pathologie. Les conséquences se portent tant sur les plans psychique que physique, ou notamment un remaniement endocrinien entraîne la libération de corticoïdes qui sont une des causes de l'altération du système immunitaire. Dans cette perspective, prendre sa santé en main est un acte qui s'adresse à la personne entière, et qui en lui-même, est déjà thérapeutique.

Pratiquement, l'automédication pose le problème d'une connaissance suffisante dans trois directions :

— la maladie et ses symptômes
— le diagnostic, les causes et déséquilibres plus profonds du terrain
— l'instrument thérapeutique : ici, les huiles essentielles.

Il faut donc être sûr de son diagnostic. En cas de doute ou de symptômes chroniques, il est souhaitable de consulter un médecin ou un naturopathe. Pour la prise des huiles essentielles, il est important de suivre les règles d'utilisation et de posologie données dans les chapitres qui suivent ou prescrites par un praticien. Pour en savoir plus, il peut être utile de se référer à l'un des ouvrages de base sur l'aromathérapie indiqués dans la bibliographie.

## *B - L'APPROCHE DU TERRAIN ET L'AROMATOGRAMME*

### 1 - La notion du terrain :

Elle a toujours été dominante dans l'histoire de la médecine. Depuis Hippocrate décrivant les quatre grands tempéraments, aux recherches de l'école de Paracelse, puis au développement par Hahnemann de l'homéopathie, et de Pasteur de la bactériologie, la préoccupation de comprendre les différents niveaux d'équilibre régissant le fonctionnement de l'être humain est présente.

L'image du terrain en agriculture va nous être utile pour comprendre la suite. C'est en effet la composition et la structure du sol qui permettent un bon développement de certaines espèces végétales et inhibent le développement d'autres. Le déséquilibre du sol favorisera l'apparition de « mauvaises herbes » particulières, qui, pour l'agriculture biologique, sont non seulement des plantes témoins, mais également des plantes participant à un mécanisme compensatoire contribuant au rééquilibre du sol. Les plantes qui croissent dans un terrain déséquilibré seront plus fragiles et plus réceptives aux diverses maladies et attaques de parasites.

De même, en thérapeutique humaine, l'étude du terrain cherche à comprendre le déséquilibre qui a permis l'apparition de la maladie ou l'invasion infectieuse. D'où le mot de Pasteur : *« Le microbe n'est rien, le terrain fait tout »*.

En phytoaromathérapie moderne, plusieurs chercheurs ont contribué à préciser cette notion et ses implications physiologiques. (voir bibliographie)

Le cadre de cette brochure ne permet qu'un petit survol destiné à inciter tous ceux qui s'intéressent à leur santé à aller puiser directement à la source des praticiens et des chercheurs. Il faut considérer cette voie thérapeutique comme une démarche pour laquelle il faut consacrer du temps. Des recherches sont souvent nécessaires pour trouver un thérapeute pratiquant dans cette perspective. D'autre part, progresser soi-même dans la compréhension de cette voie suppose que l'on pratique des observations attentives sur soi-même et que, parallèlement, on entreprenne des recherches et des lectures plus approfondies sur les thérapies envisagées.

Notre santé en vaut assurément la peine.

LE TERRAIN EN PHYTOAROMATHERAPIE, appelé terrain neuro-endocrinien, prend en compte trois grands systèmes régulateurs :

1. — le système nerveux central, qui est le conscient, modelé par le caractère de la personne et qui régit le système neuro-végétatif tout en étant influencé en retour par ce dernier.
2. — le système neuro-végétatif, qui régule les fonctions vitales « automatiques » et non conscientes en temps ordinaire, que sont la digestion, la respiration, la circulation et le fonctionnement cardiaque, etc... Pour pouvoir réguler en stimulant ou en modérant, il est composé de deux systèmes complémentaires.
   — le système sympathique, qui a tendance à accélérer les fonctions vitales,
   — le système parasympathique, qui a tendance à freiner les fonctions vitales,
   Cela détermine quatre possibilités :
   — ceux dont le système sympathique est exacerbé ou ralenti
   — ceux dont le système parasympathique est exacerbé ou ralenti.
   Il existe donc selon le fonctionnement du système neuro-végétatif, quatre types de patients avec leurs huiles essentielles de base (voir index thérapeutique).
3. — Le système endocrinien, comprend l'ensemble des glandes endocrines et de leur production hormonale. Ce sont l'épiphyse, l'hypothalamus, l'antéhypophyse, la posthypophyse, les parathyroïdes, la thyroïde, la cortico-surrénale, la médullo-surrénale, le

pancréas endocrine, les glandes génitales (ovaire et testicule). L'hypophyse, chef d'orchestre endocrinien, stimule ou ralentit le fonctionnement de la plupart des autres glandes. Les hormones sécrétées par les glandes endocrines et déversées dans le sang assurent la régulation d'une foule de fonctions spécifiques.
En fait, le système hormonal régule tous les grands métabolismes qui constituent également la base de nos réactions physiologiques, physiques et psychiques. La phytoaromathérapie utilise des plantes et des huiles essentielles qui équilibrent, stimulent ou modèrent telle ou telle activité hormonale. (Quelques éléments figurent dans l'index thérapeutique)

Le troisième système de régulation combiné aux deux premiers donne un aperçu de la complexité de la thérapie de terrain. Cependant, sans pour autant permettre l'économie de cette recherche de terrain, une technique simple d'analyse de laboratoire permet de déterminer les huiles essentielles de terrain pour une personne malade.

**2 - L'aromatogramme :**

Comme l'antibiogramme qui teste l'efficacité des antibiotiques, l'aromatogramme consiste à mettre en présence des germes pathogènes et des huiles essentielles pour étudier leur action inhibitrice et anti-infectieuse sur les germes en cause.

La technique consiste à tester une série d'huiles essentielles sur des germes isolés que l'on a prélevés chez un malade. Chaque type de germe est placé sur une gélose où il pourra se développer ; le tout est coulé dans des boîtes de Pétri. On dépose alors de petits disques, imprégnés de différentes huiles essentielles, dans chaque boîte. La culture se développe et envahit la boîte de Pétri en 24 h. au bout desquelles on observe quelles huiles essentielles ont exercé une action inhibitrice sur le développement des germes. On chiffre cette action inhibitrice en mesurant le diamètre de la zone intacte qui indique la sensibilité du germe à l'égard de telle ou telle huile essentielle. La cotation se fait par des croix, de 0 à 3 croix. Cet examen de laboratoire est fiable et reproductible à condition d'utiliser les mêmes huiles essentielles (non seulement les mêmes variétés, mais les mêmes «cuvées»), et bien entendu sur le même germe.

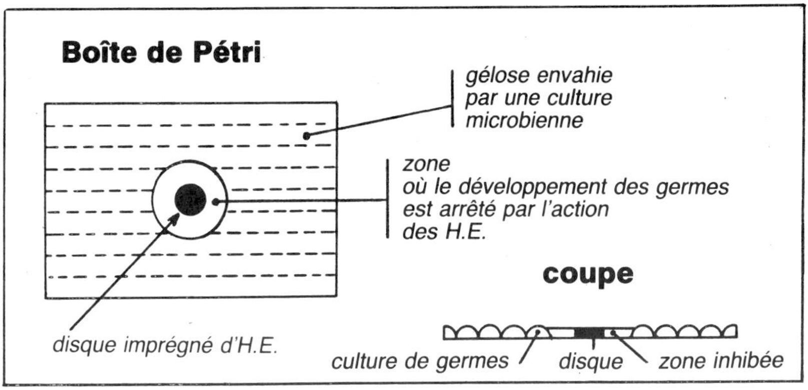


Les renseignements sur les propriétés anti-infectieuses des huiles essentielles sur un tel germe sont intéressants, mais ce n'est pas là l'enseignement principal de l'aromatogramme. En effet, au cours des expériences successives, il s'est révélé que les huiles essentielles connues pour leur forte activité anti-infectieuse n'étaient pas toujours celles qui ressortaient dans l'aromatogramme. C'était le cas même lorsque l'affection ne semblait à première vue qu'un processus infectieux.

Pourquoi alors n'étaient-ce pas les huiles essentielles bien connues depuis la publication de multiples travaux de recherches universitaires, pour leurs propriétés bactéricides et antibiotiques sur le germe isolé qui ont été mises en évidence ?

Il s'agit là de l'aspect le plus novateur de l'aromatogramme. Les huiles essentielles mises en évidence peuvent être qualifiées dans ce cas d'*huiles essentielles de terrain,* à savoir qu'elles exercent d'abord un rééquilibrage du terrain (diabétique, arthritique, neuro-hormonal...) et que leurs actions anti-infectieuses, antibiotiques se développent par modification, drainage et rééquilibrage du terrain. Cela se passe comme si ce test permettait à l'huile essentielle de réagir d'abord au support du germe (frottis, salive, sang, urine...) qui a été prélevé chez le malade et qui révèle certains déséquilibres de son terrain physiologique. Puis, que secondairement seulement par l'action induite de sa sensibilité au terrain du patient, l'huille essentielle révèle ses propriétés anti-infectieuses.

Ainsi l'aromatogramme peut parfois faire apparaître des H.E. inattendues par rapport à certains symptômes, puis se révéler efficace dans le processus que nous venons d'évoquer : par exemple, rééquilibrage d'un terrain prédiabétique et disparition d'un symptôme infectieux avec les H.E. de Fenouil et de Genièvre qui ne sont pas des anti-infectieux majeurs.

En ce sens, l'aromatogramme permet un affinement du diagnostic en même temps qu'une meilleure compréhension des modes d'action des huiles essentielles. Ces modes s'opposent au développement des germes pathogènes ainsi qu'à l'apparition de résistances et d'adaptation de l'organisme à ceux-ci.

## *C - CHOISIR LES HUILES ESSENTIELLES EN FONCTION DE LEURS PROPRIÉTÉS PRINCIPALES ET SECONDAIRES*

Sans vouloir faire de la thérapie de terrain, cette approche combine ce que le Dr Carillon appelle l'aromathérapie symptomatique et l'aromathérapie de drainage. Cela représente une première personnalisation du traitement. Le troisième jalon de la phyto-aromathérapie est la thérapie de terrain dont nous venons de parler.

Toutes les huiles essentielles présentent une, deux ou trois propriétés principales et plusieurs propriétés secondaires. Ces différentes propriétés formant un tout et agissant de concert dans la thérapie. Le choix de prendre deux ou trois huiles essentielles en mélange pour se soigner doit tenir compte de ces éléments. On procèdera de la manière suivante :

— Commencer par réfléchir à sa maladie pour tenter de bien la définir, puis penser également aux autres éventuels points faibles en passant mentalement en revue nos différentes fonctions : respiratoire, circulatoire et cardiaque, digestive (hépatique) et intestinale, du système nerveux et du sommeil, des reins et de la vessie, de la peau, de la sphère rhumatismale, etc...

— Noter ensuite les principaux symptômes et en face de chaque symptôme (ou maladie), établir la liste des huiles essentielles qui soignent cette affection.

— Enfin, sélectionner celles qui se trouvent si possible dans chaque liste correspondant à nos points faibles.

Les différents symptômes ont en général une relation entre eux et dévoilent des dysfonctions plus profondes.

En choisissant deux ou trois huiles essentielles qui «couvrent» ces divers symptômes, on augmente nos chances de dépasser la maladie apparente et de travailler au rééquilibre de notre terrain.

Prenons un exemple simple, qui nous aidera à comprendre cette démarche :

Une personne souffre principalement de problèmes rhumatismaux. Mais en réfléchissant, elle se rend compte qu'elle a une tendance à l'hypertension et que, de temps en temps, elle fait une crise de foie. Nous retenons donc trois symptômes auxquels nous faisons correspondre thérapeutiquement les huiles essentielles suivantes :

| RHUMATISME : | HYPERTENSION : | FOIE : |
|---|---|---|
| bornéol | ail | anis vert |
| bouleau | carotte | bouleau |
| camomille | CITRON | boldo |
| cajeput | GENIEVRE | camomille |
| CITRON | LAVANDE | carotte |
| cyprès | marjolaine | CITRON |
| estragon | ylang | fenouil |
| eucalyptus | | GENIEVRE |
| GENIEVRE | | LAVANDE |
| LAVANDE | | menthe p. |
| niaouli | | romarin |
| origan | | sauge |
| pin | | thym |
| romarin | | |
| sassafras | | |
| sauge | | |
| serpolet | | |
| thym | | |
| wintergreen | | |

Il ressort de cette analyse que trois huiles essentielles se retrouvent dans les trois listes et correspondent bien à l'ensemble des symptômes : le citron, le genièvre et la lavande, avec lesquels nous ferons une préparation personnalisée. On comprendra vite l'intérêt de cette méthode simple permettant à la fois de composer une synergie favorable globalement à notre état et d'éviter certaines erreurs dues aux propriétés secondaires des huiles essentielles. Dans notre exemple, si l'on avait choisi le romarin ou le thym très bons pour les rhumatismes et pour les problèmes hépatiques, il serait peut-être apparu au bout d'un certain temps un problème de tension artérielle dans la mesure où ces deux essences sont également des hypertenseurs.

Ainsi, lorsqu'une personne souffre entre autres choses de problème de tension, elle prendra soin de vérifier, les huiles essentielles choisies dans l'index thérapeutique, à hypo et hypertension.

De manière plus générale, chaque fois que nous faisons une préparation ou que nous choisissons une ou plusieurs huiles essentielles pour se soigner - que l'affection soit grave ou bégnine - il est important de tenir compte de nos autres points faibles.

On prendra en compte nos tendances, par exemple de nervosité, de digestions lentes et difficiles, de constipation, d'hépatisme, etc... en allant contrôler dans l'index sous ces rubriques les huiles essentielles que nous avons sélectionnées par ailleurs pour soigner une bronchite, une migraine ou telle autre affection.

## *D - LA DURÉE DU TRAITEMENT*

La durée moyenne pour toute automédication se situe entre deux semaines et deux mois, afin d'éviter l'aggravation d'un déséquilibre de terrain par une huile essentielle mal choisie et prise pendant longtemps. Dans les maladies bénignes et familières aigües, dès qu'il y a une amélioration, on continuera le traitement encore une semaine, puis on diminuera progressivement les doses. Pour une cure d'entretien ou pour des affections telles que les rhumatismes, on ne dépassera pas deux ou trois mois de cure avec un arrêt de même durée, puis éventuellement on entreprendra une nouvelle cure avec des huiles essentielles complémentaires.

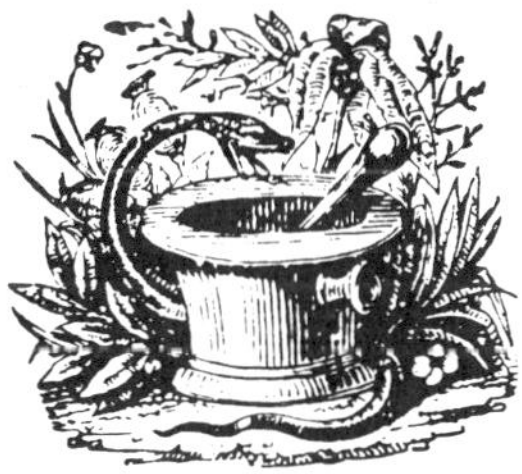

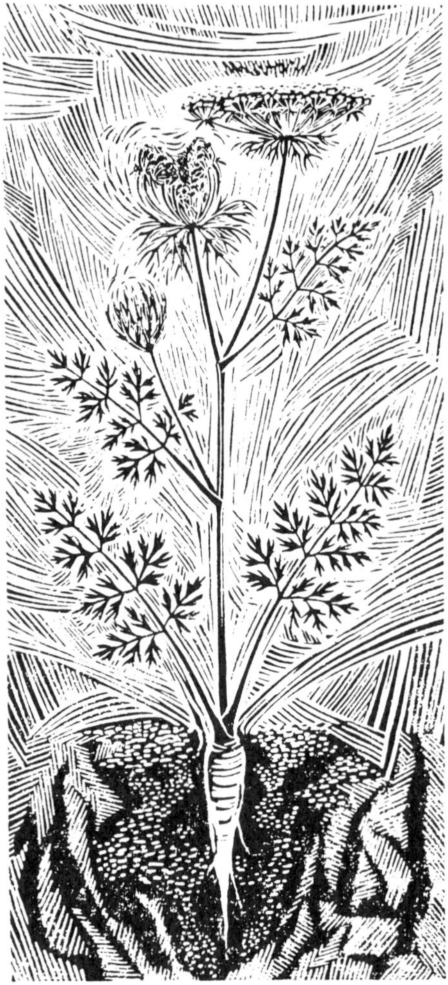

*La carotte sauvage (Daucus Carota)*

# VI - COMMENT UTILISER LES HUILES ESSENTIELLES

L'emploi des huiles essentielles nécessite le respect de certaines règles de base, si l'on veut bénéficier de l'efficacité et du plaisir que dispensent ces arômes précieux, et éviter des désagréments dûs à un mauvais usage.

**1** - Etant très concentrées, les huiles essentielles doivent être diluées dans une substance adéquate dans toutes les formes d'utilisation, interne ou externe. Il y a quelques exceptions sur lesquelles nous reviendrons plus loin.

**2** - Etant de consistance huileuse, elles ne se mélangent pas à l'eau ou à un liquide aqueux, il faut donc utiliser un émulsifiant naturel (qui a le pouvoir de mélanger intimement l'huile et l'eau en créant une émulsion). Selon les usages, les émulgateurs suivants peuvent être utilisés : le « disper »*, émulgateur à base de cellules végétales, l'alcool de 70 à 95°, les huiles végétales, l'élixir de papaïne, le miel, le yoghourt...

**3** - Aucune huile essentielle, quelle qu'elle soit, ne doit entrer en contact avec les yeux. Il faut faire attention à ne pas se toucher les yeux après avoir mis des huiles essentielles sur ses doigts. Particulièrement avec les enfants, il faut être vigilant à cet égard. Le contact des huiles essentielles avec les yeux peut provoquer des irritations douloureuses. Pour les oreilles, le problème est moins aigü. Cependant, en application pure ou légèrement diluée, il n'y a guère que l'huile essentielle de lavande fine et d'eucalyptus radiata que l'on pourra utiliser en cas d'otite. On évitera l'introduction dans les oreilles des autres huiles essentielles sauf avis spécial de l'aromathérapeute.

**4** - Pour les règles de préparation, d'ingestion et de posologie, lire attentivement les chapîtres V et VI.

---

* Le disper est un émulgateur mis au point par un laboratoire suisse et testé avec succès depuis plusieurs années par des aromathérapeutes. Obtenu à partir de cellules végétales, il est physiologiquement assimilable. Il a un excellent pouvoir d'émulsion puisqu'il sépare les huiles essentielles en particules 300 fois plus petites que l'alcool. Pour plus de renseignements, écrire au Laboratoire SANOFLORE, Eygluy-Escoulin, F-26400 Crest.

**5 - Quelques précisions sur les abréviations et mesures :**
H.E. : huile essentielle
H.A. : hydrolat (hydrosol) aromatique
T.M. : teinture mère (macération de plantes dans l'alcool)

Dans les prescriptions de préparations :
a.a. : quantité égale
q.s.p. : quantité suffisante pour... 50 ml
1 ml : un millilitre (un millième de litre)
1 cc : un centimètre cube
1 g : un gramme
1 gtte : une goutte

Pour l'eau : 1 ml = 1 cc = 1 g
Pour les H.E. : 1 ml = 1 cc = légèrement moins de 1 g.

Il faut entre 25 et 35 gttes selon les huiles essentielles pour obtenir un ml. En effet, les huiles essentielles très fluides correspondent environ à 35 gttes pour 1 ml (l'eau et l'alcool font entre 35 et 40 gttes pour un ml). Les huiles essentielles peu fluides donnent environ 25 gttes pour 1 ml. Il peut y avoir des variations selon la température, selon les huiles essentielles et aussi selon les types de compte-gouttes. Quelques huiles essentielles sont de consistance visqueuse et ne passent pas ou difficilement à travers un compte-goutte (Vetyver, Santal,...). D'autres encore obtenues à partir d'oléorésine se présentent sous forme de baume ou de solide (Baume du Pérou, Gaïac, Bornéol,...).

D'une manière générale, on peut dire que 1 ml, 1 cc ou 1 g correspond en moyenne à 30 gouttes d'huile essentielle.

## *A - EN USAGE INTERNE*

### 1 - Par voie buccale (ou orale):

L'absorption des huiles essentielles par la bouche est la voie la plus rapide et la plus efficace, mais aussi la plus délicate. On ne dépassera pas les doses prescrites par l'aromathérapeute ou conseillées dans ce chapitre.

**2 - Réceptivité individuelle :**

Chaque personne présentant une sensibilité et une réceptivité qui lui sont propres, il convient de toujours commencer par des doses faibles, d'observer les effets et de passer éventuellement à des doses moyennes ensuite.

**3 - Choix des huiles essentielles :**

Toutes les huiles essentielles combinent *plusieurs vertus thérapeutiques*. Il importe donc de choisir celles qui présentent le maximum de vertus correspondant à nos divers troubles ou faiblesses présents et passés, puis, de combiner sur cette base deux ou trois huiles essentielles qui agissent en synergie, c'est-à-dire dont l'action se renforce et va dans le même sens. Par exemple, on utilisera dans un état grippal, les huiles essentielles de citron, d'eucalyptus, de thym doux ; lors de digestions difficiles et dyspepsies nerveuses, les huiles essentielles de basilic, de carvi, de sarriette.

**4 - Préparation et posologie de la prise par voie orale :**

— La manière la plus efficace d'absorber les huiles essentielles est de faire la préparation suivante :

1) choisir une, deux ou trois huiles essentielles correspondantes à nos symptômes.

2) remplir un flacon compte-goutte au

— a) 1/10 de sa contenance avec la ou les huiles essentielles choisies.

— b) 9/10 de sa contenance avec un émulsifiant (du « disper », de l'alcool pur de pharmacie à 95° ou de l'élixir de papaïne, éventuellement de l'huile de pépin de raisin).

— c) agiter énergiquement afin de bien mélanger, et émulsionner le contenu.

De ce mélange on prendra de 8 à 15 gouttes dans un verre d'eau ou de tisane, deux, trois ou quatre fois par jour selon la gravité des cas.

On commencera de préférence avec 8 gouttes puis on augmentera progressivement en tenant compte de l'effet.

Pour des personnes particulièrement sensibles, il peut être favorable de diminuer encore les doses et de commencer avec 4 ou 6 gouttes.

De même, les doses peuvent être réduites pour la prise le matin à jeun, où les effets sont généralement plus marqués.

Enfin, certaines personnes sensibles au goût trouvent la dilution avec de l'eau trop forte. Cela semble être le plus souvent le cas pour les personnes âgées ou les enfants. Là aussi, on peut diminuer le dosage s'il s'agit d'une affection bénigne ; si la maladie est aiguë, on peut prendre les gouttes dans un jus de fruit, de légume, ou dans une bonne tisane (réglisse, verveine, anis, etc...)

*Pour faciliter la préparation du mélange, on peut encore compter les gouttes d'huile essentielle que l'on mettra dans un flacon :*

Prenons les exemples suivants pour trois grandeurs de flacons :

Vous choisissez 4 huiles essentielles pour soigner une grippe banale sans complication : lavande, thym doux, cannelle et eucalyptus globulus

— pour un flacon de 15 ml : vous remplissez 9/10 du flacon avec du disper ou de l'alcool, vous ajoutez 10 gttes de chaque huile essentielle soit au total 40 gouttes ; vous agitez, et la préparation est prête.
— pour un flacon de 50 ml : vous remplissez avec un émulsifiant 9/10 du flacon, vous ajoutez 25 gttes de chaque huile essentielle, soit au total 100 gttes. Vous agitez, et la préparation est prête.
— pour un flacon de 100 ml : vous remplissez avec un émulgateur 9/10 du flacon, vous ajoutez 50 gttes de chaque huile essentielle soit 200 gouttes. Vous agitez, et la préparation est prête.

Si vous n'utilisez qu'une ou deux huiles essentielles, vous ajoutez le même nombre de gouttes :

— pour 15 ml : environ 40 gttes
— pour 50 ml : environ 100 gttes
— pour 100 ml : environ 200 gttes.

Proportionnellement, il y a un peu plus d'huile essentielle dans le flacon de 15 ml, cela pour deux raisons : d'une part, le petit flacon suppose une cure de brève durée donc probablement pour une affection plus aiguë ; d'autre part, l'émulsion dans une si petite quantité d'émulsifiant est un petit peu moins efficace que pour des quantités plus importantes.

*Adjonction d'une ou deux teintures mères :* à ce stade, il est possible d'ajouter une teinture mère, c'est-à-dire d'utiliser les propriétés complémentaires d'une plante non aromatique. Dans notre cas de grippe, par exemple du tussilage. Pour le flacon de 15 ml : ajouter 50 gttes de teinture, pour celui de 50 ml : 100 gttes de teinture. Pour le 100 ml : 200 gttes.

Dans cette éventualité, il faut prévoir la place et mettre un peu moins d'émulsifiant.

Vous trouverez des informations sur les teintures dans les ouvrages de phytothérapie. Dans l'index thérapeutique, nous avons parfois donné en complément des H.E. sous la rubrique «phyto» quelques plantes non-aromatiques agissant en synergie avec les H.E. indiquées.

— Une autre façon d'absorber les huiles essentielles est d'en mélanger 1 à 3 gttes dans une cuillère de miel que l'on brasse jusqu'à obtenir une émulsion blanchâtre, puis de diluer ce mélange dans un verre d'eau ou de tisane. Sur ce mode, il est possible de se préparer à l'avance des *arômels,* en vue d'une cure, en comptant soigneusement le nombre de cuillerées de miel et de gouttes d'huiles essentielles.

— En cas de nécessité, on peut mélanger 1 à 3 gttes d'huiles essentielles dans du yoghourt, du lait, de l'huile, ou à la rigueur, en voyage, en mettre plusieurs fois un peu sur la langue avec le doigt, en insalivant bien et en buvant un peu d'eau ensuite (attention ! c'est fort).

— La méthode couramment conseillée de prendre les huiles essentielles sur un sucre est à éviter. En effet, le sucre n'est pas un émulsifiant, par conséquent les huiles essentielles, arrivant pures sur la muqueuse stomacale à un endroit très localisé, peuvent avoir un effet irritant. En outre, l'efficacité thérapeutique est grandement diminuée, la surface de contact et d'échange, donc d'assimilation, étant augmentée des milliers de fois par un bon émulgateur.

Il en va de même pour les huiles essentielles pures prises en gélules, dans la mie de pain, etc... Si on est amené, une fois, à ingérer des huiles essentielles sous cette forme, on prendra soin de boire un verre d'eau juste après.

**5 - Posologie enfant :**

— a) pour les nourrissons, on n'utilisera pas d'huiles essentielles (excepté quelques gouttes dans l'eau de l'humidificateur ou dans le diffuseur pour purifier l'atmosphère). On préfèrera la phytothérapie (particulièrement les infusions diluées : une part d'infusion, pour 4 à 6 parts d'eau) ou encore l'homéopathie qui donne de bons résultats.

Gardons en mémoire que chez les tout-petits (chez les grands aussi !) la nourriture est le régulateur et le «médicament» de base. Les massages doux sont également conseillés pour les problèmes digestifs (voir les ouvrages sur le sujet).

— b) De manière générale, pour les enfants, le poids rapporté à l'adulte de 60 kg donne une bonne indication quant à la posologie (il en va d'ailleurs de même en usage vétérinaire). On respectera les dosages suivants pour les huiles essentielles, teintures, décoctions, tisanes :

— de 1 à 3 ans : 1/6 de la dose adulte
— de 3 à 7 ans : 1/4 à 1/3 de la dose adulte
— de 7 à 12 ans : 1/3 à 1/2 de la dose adulte
— de 12 à 18 ans : 1/2 à 3/4 de la dose adulte.

**6 - Le moment thérapeutique :**

*La prise la plus importante est celle du matin au lever, à jeun.* Elle peut suffire dans un traitement d'entretien ou peut être doublée avec une prise le soir au coucher, s'il n'y a pas d'huile essentielle trop tonifiante comme la cannelle, le citron, le gingembre, la girofle, le romarin ou la sarriette. Pendant la journée, les gouttes se prendront soit entre les repas, soit 30 minutes avant ceux-ci, exception faite pour les préparations digestives qui se prennent après avoir mangé. S'il y a des huiles essentielles toniques dans la préparation, les personnes sujettes aux insomnies s'abstiendront de les prendre dans l'après-midi et la soirée, ou elles feront de préférence deux préparations, une pour le matin, et une pour le soir, celle-ci tenant compte des problèmes de sommeil.

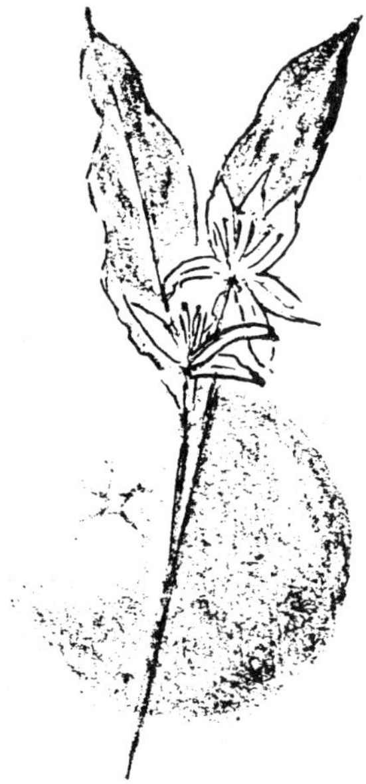

*Oranger (Citrus aurantium)*

## B - LES MULTIPLES USAGES EXTERNES

Les huiles essentielles ont des propriétés remarquables de pénétration, de diffusibilité et de volatilité qui leur permettent d'être assimilées par les voies respiratoires et les poumons, ainsi que par la peau qu'elles traversent en 20 à 80 minutes. Les vaisseaux capillaires et le sang les entraînent alors vers les organes et le corps entier. Selon certains naturopathes, c'est la voie royale de l'utilisation des huiles essentielles qui permet une synthèse rare entre l'agréable, l'hygiène et les soins. En voici quelques exemples pratiques :

### 1 - Techniques et soins d'hygiène :

— a) Inhalation

Simple et efficace dans les cas de bronchite, sinusite, rhinite, rhume, etc... Mettre 5 à 10 gouttes de sauge officinale, pin, lavande, par exemple (2 ou 3 gouttes de chaque dans un bol d'eau bien chaude mais non bouillante) ; inhaler la vapeur en se couvrant la tête d'une serviette. La fumigation doit durer 10 à 15 minutes pour être efficace. Répéter cela 2 à 3 fois par jour. Comme nous l'avons déjà vu, il est intéressant, dans tous les cas d'utilisation des huiles essentielles de tenir compte de leurs vertus secondaires. Dans l'exemple ci-dessus, si l'on est nerveux et insomniaque, on prendra de préférence sauge off., lavande, thym ; si, au contraire, on n'a pas de problème de sommeil et qu'un manque de tonus est ressenti, on choisira des huiles essentielles plus tonifiantes, telles que romarin, pin, cyprès.

— b) Sauna facial

Il soigne le visage et purifie les voies respiratoires. Procéder comme pour l'inhalation ; la chaleur, l'humidité et les huiles essentielles vont agir en synergie sur votre épiderme. Tenir les yeux fermés.

— pour les peaux grasses : huiles essentielles de citron et lavande, ou menthe, ou sauge off., ou carotte.

— pour les peaux sèches et dévitalisées : huiles essentielles de romarin et citron, ou mélisse, ou verveine, ou origan.

— pour les problèmes de boutons, acné, points noirs : huiles essentielles de lavande, cajeput et genièvre, ou sauge off., ou camomille, ou géranium.

— pour nettoyer et entretenir votre peau et contre les rides : huiles essentielles de citron et carotte, ou camomille, ou orange, ou patchouli.

— c) Mouchoir ou oreiller odorant :
Mettre quelques gouttes sur le mouchoir et inspirer profondément de temps à autre. Pour la nuit, mettre quelques gouttes sur l'oreiller, par exemple, en cas de grippe, rhume : huiles essentielles d'eucalyptus, thym, lavande ; en cas de toux quinteuse : anis vert, cyprès, valériane.

— d) Compresse ou masque d'argile :
Remplir un demi-bol d'argile verte, à laquelle on ajoutera une tisane de son choix jusqu'à recouvrir l'argile. Laisser reposer quelques heures si possible au soleil, puis ajouter 5 à 15 gouttes d'huiles essentielles, selon les soins, et bien brasser. Appliquer une fine couche et laisser sécher. Laver et mettre une huile de massage. Excellent pour les soins du visage et de la peau, mais aussi pour les contusions ou les foulures. Dans ce cas, ajouter à l'argile 30 gouttes de teinture d'arnica, 5 gouttes d'huiles essentielles de sauge off., 5 gouttes de genièvre, 5 gouttes de camomille, bien brasser et appliquer en entourant éventuellement d'un mouchoir et d'une bande. Renouveler 2 à 3 fois par jour pendant quelques jours.

— e) Application ou massage aux huiles essentielles pures :
Dans certains cas, on peut utiliser quelques huiles essentielles directement sur la peau, ce qui peut être intéressant dans le cas de plaies, d'eczéma, de certaines crampes, de névralgies, de rhumatismes. Les huiles essentielles indiquées sont : lavande, camomille, sauge off., eucalyptus, genièvre, citron, orange, etc... On évitera le thym, l'origan, la sariette, la girofle, la muscade, trop fortes pour l'épiderme. Un test simple et personnel consiste à se mettre une goutte sous le poignet, s'il n'y a pas d'irritation dans les 24 heures, alors l'huile essentielle est bien tolérée.

— f) Désinfectant, cicatrisant, et anti-venimeux :
Huiles essentielles de lavande et d'eucalyptus ou de géranium, 1 à 2 gouttes directement sur la blessure ou la piqûre.

— g) Anti-brûlure très efficace :
Mélanger, à part égale, les huiles essentielles de camomille, lavande, citron, eucalyptus, niaouli, sauge, genièvre, et appliquer quelques gouttes de ce mélange directement sur la brûlure du 1^er^ et 2^me^ degré. Le premier jour, appliquer plusieurs fois, puis diminuer progressivement. La douleur disparaît très rapidement et la peau se reconstitue en un temps record.

— h) Huile de massage thérapeutique et d'hygiène :
Une huile de massage et d'hygiène se compose d'une ou de plusieurs huiles végétales favorables à l'épiderme (huile d'avocat, d'olive,

d'amande douce, de sésame, de germe de blé) et de 3 à 5% d'huiles essentielles de votre choix.

Une huile de massage thérapeutique contient, quant à elle, 10 à 15% d'huiles essentielles. Elle permet de masser et de soigner un membre ou un organe malade ou affaibli. Par exemple, en cas de congestion hépatique (huile d'olive + huiles essentielles de romarin et de citron) en massage doux sur le foie pendant 10 minutes.

— i) Friction nettoyante, stimulante ou calmante :

Une friction d'huile essentielle sur une partie du corps ou sur le corps tout entier a un effet défatiguant ou calmant très efficace.

Imbiber un coton hydrophile d'une tisane ou d'un lait corporel, ajouter pour *tonifier* quelques gouttes de jus de citron, d'huiles essentielles de romarin et de pin ou de citron. Frictionner tout le corps en évitant les yeux. Pour se *calmer* et se détendre, utiliser les huiles essentielles de lavande et camomille ou marjolaine ou mélisse. Cette technique est un adjuvant thérapeutique rapide et très efficace, à employer en complément à d'autres traitements, pour des problèmes bénins ou graves.

— j) Les bains curatifs :

Dans la médecine naturelle, les bains ont une place de choix, soit en bain complet, soit en bain de mains et de pieds plus simples et très curatifs. En effet, dans l'épiderme des mains et des pieds se concentrent les terminaisons nerveuses de l'ensemble du corps, ce qui explique l'étonnant effet de cette thérapie simple (cf. Réflexologie).

Ajouter dans un bain complet 20 à 30 gouttes d'huiles essentielles au total, et la moitié pour un bain de mains ou de pieds. Bien agiter l'eau du bain car les huiles essentielles se mélangent mal à l'eau, ou les ajouter dans une lotion de bain contenant un émulsifiant.

— k) Soins des cheveux et shampooings :

Ajouter à votre shampooing habituel ou à un shampooing doux pour bébé, entre 1 et 3% d'huiles essentielles selon l'état de vos cheveux :

- cheveux gras : huiles essentielles de cèdre, lavande, citron, pin.
- cheveux secs : huiles essentielles de romarin, serpolet, géranium, mélisse et ylang.
- cheveux normaux : huiles essentielles de sauge off., thym.
- cheveux à pellicule : huiles essentielles de lavande et de cade (0,5%).
- cheveux blonds : huiles essentielles de camomille, citron.
- contre les poux, les lentes, la pelade (pour les humains et les animaux) : huiles essentielles de lavande, menthe, cade.

— l) Anti-moustique :
Les parfums qui éloignent les mouches, les moustiques sont surtout la citronnelle, le lemongrass, l'eucalyptus, le géranium, la menthe. Mettre directement les huiles essentielles sur la peau ou les mélanger « moitié-moitié » avec de l'alcool à 70° ou de l'huile d'olive.

## 2 - Diffusion des essences aromatiques végétales :

Si la campagne, et encore plus la montagne, sont des lieux de recharge et de guérison, cela est dû au fait que l'on respire mieux un air de meilleure qualité. La plante produit des huiles essentielles grâce à l'énergie du soleil, et le vent aide à briser les poches à essence des feuilles et diffuse ces merveilleuses odeurs dans l'air. Ce sont ainsi des aérosols naturels créant de l'oxygène ionisé, qui dépolluent l'atmosphère et régénèrent le corps des hommes et des animaux.

Cet air chargé électriquement et porteur d'arômes volatiles présente des propriétés antiseptiques et bactéricides, respiratoires et vitalisantes.

### 2-1 - L'aérosolthérapie :

L'aérosolthérapie utilise les parfums et arômes à des fins curatives. Divers moyens utilisent les propriétés volatiles et ionisantes de l'air des huiles essentielles :

— a) l'évaporation :
Il existe maintes manières d'évaporer les essences végétales : quelques gouttes dans un humidificateur ou dans un diffuseur en terre. A défaut, on peut mettre quelques gouttes sur un mouchoir que l'on fixe autour d'une ampoule électrique qu'il suffit d'allumer quelques minutes.

Plus simplement, vous pouvez répandre un peu d'huiles essentielles sur une coupelle, un tapis, le mouchoir, l'oreiller...

— b) Pulvérisation :
Mettre 5% d'huiles essentielles dans de l'eau ou dans l'alcool dénaturé d'un pulvérisateur, bien agiter avant de pulvériser vers le haut. Vous pouvez utiliser, seul ou en mélange, eucalyptus, lavande, romarin, sauge, pin, cyprès, patchouli, lemongrass... Les huiles essentielles purifient l'air et désinfectent les locaux. Elles détruisent rapidement les foyers microbiens, notamment dans les cas de maladies contagieuses. De plus, elles apportent les parfums de la nature dans la maison.

— c) Diffusion :
Il existe dans le commerce des diffuseurs électriques d'arômes qui, sans chauffer, ni utiliser de gaz auxiliaires, produisent des aérosols véritables. Un bon diffuseur a la capacité de diffuser les huiles essentielles telle une petite fumée, en multipliant ainsi des dizaines de milliers de fois la surface de contact ionisante et aromatique, et en évitant par là un retour à la condensation.

Ainsi diffusées, les huiles essentielles ont un pouvoir de pénétration considérable puisqu'elles peuvent traverser les pores de la peau. Elles atteignent également les moindres recoins des habitations qu'elles désinfectent. Ceci est particulièrement intéressant lors des épidémies ou de maladies contagieuses.

— d) Les cures d'air aromatique :
Elles se font en respirant pendant 15 minutes, deux fois par jour dans un local fermé, ou bien par quelques inhalations profondes, le nez proche du diffuseur, plusieurs fois par jour. Ces cures d'air aromatique ne concernent pas seulement les problèmes asthmatiques ou respiratoires. Leur action oxygénante, désintoxicante et revitalisante de tout l'organisme en font une thérapeutique douce et naturelle, complément intéressant (selon le choix des huiles essentielles) dans maintes affections aiguës, fonctionnelles ou psychosomatiques.

**2-2 - Les parfums bienfaisants :**

Parfumer ne s'entend pas ici simplement dans le sens cosmétique et mondain , mais les matières odoriférantes sont considérées, selon la tradition historique et médicale, comme l'esprit, la quintessence des végétaux et des fleurs en particulier. Ainsi, arômes ou parfums possèdent des propriétés thérapeutiques, vitalogènes et rajeunissantes insoupçonnées.

Parfums et aromates sont depuis les débuts de l'humanité liés intimement à son histoire dans les rites religieux, dans la médecine, dans la cuisine, et dans l'hygiène, bien sûr. Il faudrait un gros ouvrage pour traiter de ce sujet. Rappelons simplement que les diverses épidémies meurtrières en Europe ont presque systématiquement épargné les ouvriers parfumeurs.

Des recherches récentes ont mis en lumière les relations qui existent entre les chaînes aromatiques contenues dans les huiles essentielles et celles contenues dans les humeurs du corps humain. En effet, le sang, la lymphe, la salive, la transpiration, ont une odeur qui est bonne, lorsque la personne est en bonne santé, en pleine forme, et mauvaise quand sa santé est déficiente. C'est une constatation que chacun peut faire.

Or la matière odoriférante des plantes agit sur celles contenues dans les humeurs humaines et stimule les mécanismes de restauration de la santé. En ce sens une odeur qui nous est agréable est également bienfaisante et utile thérapeutiquement. Aussi, les parfums naturels de qualité sont-ils à considérer comme des auxiliaires de la santé.

— a) Quelles huiles essentielles utiliser pour les parfums :

Parmi les huiles essentielles, un grand nombre peut être utilisé comme parfums. On peut mentionner la bergamote, la cannelle, le cèdre, le citron, la citronnelle, le cyprès, l'élémi, l'encens, l'eucalyptus, le géranium, la girofle, la lavande, le lavandin, le lemongrass, la mandarine, la marjolaine, les menthes, la muscade, le palmarosa, la myrrhe, l'orange, le pin, le pamplemousse, le patchouly, le romarin, la rose, le bois de rose, le santal, la santoline, les sauges, les thyms, le vetyver, l'ylang-ylang, la verveine.

— b) Comment se préparer un parfum personnel :

Comme dans les préparations aromatiques, il est intéressant de préparer des mélanges - à l'aide de notre odorat - qui nous correspondent et que nous aimons bien sentir. On utilise les huiles essentielles pures ou diluées dans de l'huile ou de l'alcool à 70° au minimum.

— c) Techniques de préparation des parfums, eau de toilette, etc...

— Eau de cologne : 3% d'huile essentielle + alcool à 70°.
— Eau de toilette : 6% d'huile essentielle + alcool à 70%.
— Parfum : 20% d'huile essentielle + alcool à 90%, ou 20% d'huile essentielle + huile végétale (olive, amande douce, sésame).
— Lotion après rasage : à une eau de toilette, ajouter un peu de glycérine et vous obtenez une excellente lotion après rasage.

— d) Fixateur de parfum :

Certaines huiles essentielles sont des fixateurs de parfum, c'est-à-dire que si on les incorpore en petite quantité dans un mélange, elles fixent les principes volatiles et font que l'arôme dure plus longtemps. Ce sont : la muscade, la girofle, le bois de rose, le santal, la sauge sclarée, le vetyver...

## *C - AROMATISER DES PATISSERIES ET DIFFERENTS METS*

Certaines huiles essentielles peuvent être utilisées dans la cuisine, et notamment dans la pâtisserie. Il faut cependant être prudent et se rappeler la très forte concentration des huiles essentielles et les moyens de les diluer, à savoir : l'alcool fort, les huiles et autres corps gras, éventuellement le yoghourt, la crème, le miel, le jaune d'œuf (qu'il faudra battre pour obtenir un bon mélange).

Proportions des huiles essentielles :
Les huiles essentielles de citron, orange, mandarine, pamplemousse peuvent etre utilisées à raison de 10 à 30 gouttes pour une pâte de pâtisserie de 1 kg. On peut les utiliser à cette dose également pour aromatiser les crèmes, les glaces, poudings, flans, etc... Pour des préparations similaires, la cannelle, le cumin, l'anis, le fenouil, la girofle, seront utilisés à la dose de 1 à 5 gouttes.

Si vous faites du pain à la maison, il peut être agréable et sain de l'aromatiser au cumin, par exemple.

Dans les plats cuisinés, on peut utiliser les huiles essentielles condimentaires à la dose de 1 à 3 gouttes diluées dans 1 ou 2 cuillerées d'huile.

Dans une bonne salade, une goutte de persil, bien incorporée à la sauce, est possible, quoique les herbes fraîches restent irremplaçables.

On peut aromatiser 1 kg de miel avec 3 à 5 gouttes de lavande, ou de romarin, en remuant bien.

Pour une sauce au pistou, 2 à 3 gouttes de basilic suffisent.

Enfin, il est bon en ce domaine de faire jouer le bon sens et de faire ses propres dosages selon son goût.

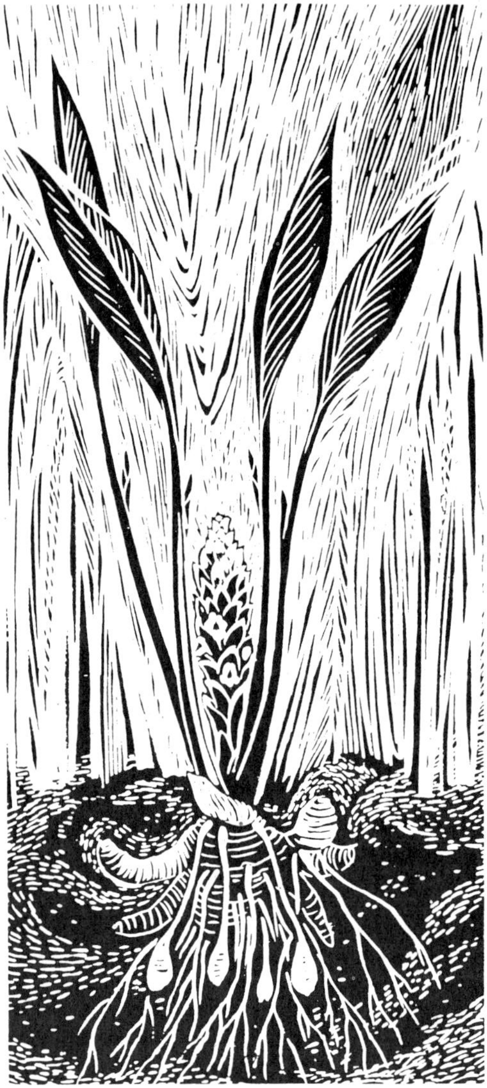

*Curcuma (Curcuma longa)*

# VII RÉPERTOIRE DES HUILES ESSENTIELLES,ET LEURS PROPRIÉTÉS SPÉCIFIQUES

## *A - PROBLEMES DES PLANTES A TRES FAIBLE RENDEMENT EN HUILES ESSENTIELLES*

La dinstinction entre les plantes aromatiques (qui sécrètent des arômes) et les plantes non-aromatiques (qui ne contiennent pas d'essence) n'est pas stricte. Il existe une catégorie de plantes parfumées ne contenant que peu d'huile essentielle, mais qui sont intéressantes médicinalement.

La distillation des plantes à très faible rendement en huile essentielle pose le délicat problème d'obtenir une huile essentielle de qualité, qui ne soit pas hors de prix.

La pratique courante, à la fois la moins chère et la plus efficace, utilise les solvants pour extraire ces huiles essentielles. Cependant, comme nous l'avons déjà vu, il reste toujours des résidus qui sont toxiques, rendant le produit ainsi obtenu impropre à l'aromathérapie.

Une autre technique peu utilisée, car elle demande un matériel fort coûteux, est la distillation à ultra haute pression, à l'aide d'un gaz liquide qui remplace la vapeur d'eau. Le résultat est intéressant, mais onéreux.

Une dernière méthode s'avère concluante, si elle est appliquée avec savoir :
La distillation par « *entraînement synergique* » :
à partir d'une plante à faible rendement en huile essentielle, il s'agit de déterminer une double synergie, technique et médicinale. Il faut choisir une ou deux plantes :
- qui favorisent le rendement en huile essentielle de la première, lorsqu'elles sont distillées ensemble, et
- dont le mélange constitue une synergie thérapeutique, synergie fondée sur des propriétés similaires qui, soit renforce les vertus de

la plante visée, soit lui apporte des propriétés complémentaires.

Les huiles essentielles obtenues par «entraînement synergique» ne peuvent pas être qualifiées de «pures» puisqu'elles proviennent de deux ou trois plantes à la fois. Les plantes adjointes à la principale devront être mentionnées en clair, ou en code.

Pour illustrer cette méthode originale, donnons quelques exemples courants :
— l'aubier de tilleul est distillé avec du bouleau jaune,
— la mélisse officinale est distillée avec du lemongrass,
— la reine des prés est distillée avec du romarin de Provence.

Rappelons-nous qu'il faut environ 7 tonnes de plantes fraîches de mélisse et environ 20 tonnes de plantes de violette pour produire un litre d'huile essentielle. Cela met les idées en place quant au prix de ces huiles essentielles et aux tentations de coupage et de falsification.

Il est certain qu'à la faveur du retour des produits naturels, la phytoaromathérapie connaît aussi ses charlatans qui, sans vergogne, vendent n'importe quelle plante, sous n'importe quelle forme, soignant n'importe quelle maladie, pourvu que cela rapporte de «gros sous».

La meilleure prévention contre ce genre d'abus, que l'on rencontre dans tous les domaines, est le bon sens et une recherche d'informations sérieuses.

Dans la partie B de ce chapitre, un répertoire passe en revue dans l'ordre alphabétique quelques 150 huiles essentielles.

Cependant, dans la partie C du chapitre, nous revenons à un classement qui tient compte des huiles essentielles à faible rendement, en distinguant celles qui sont couramment utilisées, celles qui sont très coûteuses et celles qui sont rarement utilisées.

Cette classification est indispensable avant d'aborder au chapitre VIII l'index thérapeutique, où ces considérations ont évidemment un rôle à jouer dans le choix des huiles essentielles.

# B - REPERTOIRE DES HUILES ESSENTIELLES

ACACIA : Robinia pseudacacia (fl.) - Légumineuse.
*Riche en vitamines, favorables à la circulation, troubles capillaires, antidiabétique.*

AGARICUS : Agaricus campester (ch) - Basidio mycète : Agaricale
*Anti-allergique, draineur hépatique, antitoxique du foie, anticancéreux.*

AIL : Allium sativum. (bu) - Liliacée.
*Antiseptique, bactéricide, spécifique des affections pulmonaires, affections circulatoires, affections urinaires, hydropisie et obésité, révulsif, stimulant et tonique musculaire, hypotenseur, vermifuge.*

AMMI : Ammi visnaga. (sem/pl) - Apiacée.
*Coronaro-dilatatrice, anticoagulante, antiasthmatique, anti-inflammatoire intestinal.*

ANETH : Anethum graveolens. (sem) - Ombellifère.
*Stimulant digestif, tonique et antispasmodique, diurétique, antiseptique, vermifuge, vulnéraire.*

ANGELIQUE : Angelica archangelica (rac) - Ombellifère.
*Stomachique, stimulant et tonique digestif, carminatif, tonique général, draineur, affections du système respiratoire, fébrifuge, antispasmodique.*

ANIS VERT : Pimpinela anisum. (sem) - Ombellifère.
*Stomachique, carminatif, antispasmodique, stimulant de l'estomac et du système neuromusculaire, active la circulation, tonifie le système cardiovasculaire, affections des bronches, antiseptique, bactéricide intestinal, galactologue.*

ARMOISE : Artemisia vulgaris. (pl) - Composée.
*Régulateur du cycle féminin, emménagogue (abortif), tonique, apéritif, antispasmodique, cholalogue, vermifuge.*

ARMOISE ARBORESCENTE : Artemisia arborescens (pl) - Composée.
*Stomachique, revitalisant, anti-asthmatique, toxique à forte dose.*

ASPIC : Lavandula spica. (fl) - Labiée.

*Antispasmodique, tonique, antiseptique, antibiotique, cicatrisant, cholalogue, cholérétique, carminatif, stomachique, anti-infectieux diurétique, modérateur cardio-vasculaire, affections des voies respiratoires, antalgique, vulnéraire, calmant de l'excitabilité cérébro-spinale.*

AUBEPINE : Crataegus oxyacantha (fl) - Rosacée.

*Régulateur et tonicardiaque, hypotenseur, antispasmodique, calmant nerveux, dystonie neuro-végétative.*

AUBIER DE TILLEUL : Tilia sylvestris (éc.) - Tiliacée.

*Dépuratif, draineur hépato-bilaire et rénal, diurétique azoturique, calmant, hypotenseur, antirhumastismal, anticellulitique.*

AUNEE : Inula helenium. (rac) - Composée.

*Antiseptique, calmant, stimulant hépatique, cholérétique, diurétique (éliminateur de l'urée et des chlorures), affections respiratoires, antiasthmatique, antitussif, stimulant digestif, favorisant et sédatif des règles, vermifuge, cicatrisant.*

AURONE MALE : Artemisia Abrotana (pl.) - Composée.

*Tonique, stomachique, sudorifique, emménagogue, vermifuge.*

BADIANE : Illicium verum. (sem) - Magnoliacée.

*Apéritif, stomachique, carminatif, stimulant tonique, pectoral et expectorant, régulateur neuro-musculaire, aphrodisiaque.*

BASILIC : Ocimum basilicum. (pl) - Labiée.

*Stimulant général et des cortico-surrénales, anti-asthénique, tonique digestif et sédatif neurovégétatif, affections respiratoires, anosmie, amaigrissant.*

BAUME DU CANADA : Abies balsamifera. (rés) - Conifère.

*Pectoral et balsamique, antiseptique des bronches, cicatrisant, affections du système génito-urinaire.*

BAUME DU PEROU : Myroxylon pereirae. (rés) - Conifère

*Antiseptique pectoral, balsamique, affections des bronches, antiseptique urinaire, bactéricide, cicatrisant, antiparasitaire, maladies de la peau, diurétique, antirhumatismal et antalgique.*

BAUME DE TOLU : Myroxylon toluiferum, Toluifera balsamum. (rés) - Légumineuse

*Expectorant, pectoral, antiseptique pulmonaire, balsamique, antiseptique urinaire, maladies de la peau.*

BAY ST THOMAS : Myrcia acris, Pimenta racemosa. (f +fr) - Myrtacée.
*Stimulant circulatoire, calmant neurovégétatif.*

BENJOIN : Styrax benjoin. (rés) - Styracacée.
*Expectorant, pectoral, antiseptique pulmonaire, cicatrisant, maladies de peau, soins du visage.*

BERGAMOTE : Citrus limette bergamia, Citrus aurantium berg. (z) - Rutacée.
*Antiseptique et bactéricide puissant, régénérateur de l'hypothalamus, cicatrisant, stomachique, fébrifuge, vermifuge, agent brunissant.*

BIGARADE : Citrus aurantium (z) - Rutacée.
*Calmant, antispasmodique, stimulant digestif.*

BOLDO : Peumus boldus. (f). - Monimiacée.
*Cholalogue, stimulant général, diurétique, favorable à la vésicule biliaire, hypnotique léger.*

BORNEOL ou Camphre de Bornéo : Dryobalanops camphora (rés), Dryobalanops aromatica (bois) - Guttifère.
*Puissant tonique général, cardio-tonique, stimulant, aphrodisiaque, antiseptique pulmonaire, antalgique.*

BOULEAU : Betula lenta (éc. - bois) - Bétulacée.
*Diurétique, éliminateur des chlorures, de l'urée, de l'acide urique, dépuratif, antirhumatismal, vulnéraire et anti-ulcère.*

BUCHU : Barosma betulina (f) - Rutacée.
*Diurétique, balsamique, antiseptique urinaire, anticolibacillaire, stimulant, stomachique, affections pulmonaires.*

BUIS : Buxus sempervirens (F) - Célastracée.
*Dépuratif laxatif, cholagogue, anticancéreux.*

CADE : Juniperus oxycedrus. (bois) - Conifère.
*Utilisation externe. maladies de peau et du cuir chevelu, parasites.*

CAJEPUT : Melaleuca cajeputi, Melaleuca leucadendron. (f) - Myrtacée.
*Antiseptique intestinal, urinaire et pulmonaire, antirhumatismal, maladies de peau, antiacnéïque, antispasmodique.*

CALAMUS : Acorum calamus. (rac) - Aracée.
*Diurétique, sudorifique, apéritif, stomachique, digestif, carminatif, tonique, antispasmodique.*

CAMOMILLE : Chamomilla matricaria, Anthemis nobilis, Anthemis mixta. (fl) - Composée.
*Fébrifuge, antispasmodique, stomachique, stimulant, anti-anémique, tonique, antiseptique et anti-inflammatoire, anti-infectieux, antalgique, cicatrisant, sédatif nerveux doux.*
*Il existe plusieurs variétés de Camomille, mais dont les propriétés restent voisines.*

CAMPHRE : Camphora officinarum, Cinnamomum camphora. (bois) - Lauracée
*Surtout en usage externe. Tonique général, stimulant respiratoire et cardiaque, antiseptique, anti-infectieux, fébrifuge, antalgique.*

CANNELLE DE CEYLAN : Cinnamomum zeylanicum. (éc) - Lauracée.
*Stimulant circulatoire, respiratoire et cardiaque, tonique, aphrodisiaque, eupeptique, carminatif, antispasmodique, antiseptique, hémostatique, emménagogue.*

CANNELLE DE CEYLAN : Cinnamomum zeylanicum (f) - Lauracée.
*l'Huile Essentielle obtenue par la distillation de feuilles a certaines propriétés atténuées de celle obtenue à partir de l'écorce. sa forte teneur en eugénol la rapproche de l'H.E. de Girofle.*

CANNELLE DE CHINE ou Cassia : Cinnamomum cassia (éc - f) - lauracée.
*Plus particulièrement antiphlogistique, soignant les pyorrhées alvéolo-dentaires, gingivite, hémostatique artérielle.*

CARDAMOME : Eletteria cardamomum (f + fr) - Zingibéracée.
*Stomachique, stimulant des fonctions digestives, carminatif, diurétique, antiseptique pulmonaire, antispasmodique, tonicardiaque.*

CAROTTE : daucus carota. (sem) - Ombellifère.
*Affections hépato-biliaires, régulateur intestinal, antidiarrhéique, antiputride, affections pulmonaires, antianémique, dépuratif, galactologue, anti-ulcère, maladies de peau, rajeunissant tissulaire, antiride.*

CARVI : carum carvi. (sem) - Ombellifère.
*Stomachique, digestif, apéritif, carminatif, antiseptique, antispasmodique, vermifuge.*

CEDRE : Cedrus atlantica. (bois) - Conifère.
*Antiseptique urinaire et pulmonaire, tonique, problèmes circulatoires lymphatiques, aphrodisiaque, maladies du cuir chevelu, maladies de peau, antiseptique.*

CELERI : Apium graveolens. (sem) - Ombellifère.
*Stimulant, tonique, carminatif, diurétique puissant, aphrodisiaque, dépuratif, antirhumatismal, draineur pulmonaire et hépatique, amaigrissant.*

CHENOPODE : Chenopodium ambrosioide, var. anthelminticum. (pl) - Chénopodiacée.

*Puissant vermifuge, tonique, stomachique, carminatif, diaphotérique, emménagogue.*
*Toxique : à prendre sous contrôle médical.*

CHEVREFEUILLE : caprifolium (fl) - Caprifoliacée.

*Antiseptique, antibiotique, diurétique.*

CISTE : Cistus ladaniferus. (f) - Cistacée.

*Cicatrisant des plaies et ulcères, astringent tonique, pectoral, troubles urinaires.*

CITRON : Citrus limonum. (z) - Rutacée.

*Stimulant, tonique du système nerveux, sympathique et cardiaque, stomachique, carminatif, diurétique, antiseptique et bactéricide, alcalinisant, antirhumatismal, tonique veineux, antiscléreux, fluidifiant sanguin, hypotenseur, stimulant gastro-hépatique, antivénéneux.*

CITRONNELLE : Cymbopogon nardus, C. confertiflorus, C. winterianus. (pl) - Graminée.

*Antidiabétique, insecticide, désodorisant, antiseptique sanitaire.*

COPAHU : Copaifera officinalis. (rés) - Légumineuse.

*Stimulant, antiseptique pulmonaire et urinaire.*

CORIANDRE : Coriandrum sativum. (sem) - Ombellifère.

*Stimulant, tonique, stomachique, apéritif, carminatif, stimulant intestinal.*

CUBEBE : Piper cubeba. (fr) - Piperacée.

*Stimulant stomachique, antiseptique urinaire, aphrodisiaque.*

CUMIN : Cuminum cyminum (sem) - Ombellifère.

*Stomachique, apéritif, carminatif, diurétique, stimulant général, antiseptique, sédatif, galactogène, emménagogue.*

CURCUMA : Curcuma domestica, Curcuma xanthorrhiza. (rh) - Zingibéracée.

*Bactéricide, stimulant hépato-biliaire, cholérétique, cholagogue, cholestérolytique, antilithiasique biliaire, anticellulitique.*

CYPRES : Cupressus sepervirens. (f/cônes) - Conifère.

*Hémostatique et cicatrisant, astringent, diurétique, pectoral puissant, sudorifique, fébrifuge, vaso-constricteur et tonifiant des veines, énurésie, antispasmodique, rééquilibrant du système nerveux, antirhumatismal, antitussif.*

ELEMI : Canarium luzonicum (rés) - Burcéracée.
*Cicatrisant, antiseptique, pectoral et expectorant, régulateur intestinal.*

ENCENS ou OLIBAN : Boswellia carterii. (rés) - Burcéracée.
*Tonique, stimulant, cicatrisant, pectoral, digestif, antidépresseur, anticancéreux.*

ESTRAGON : Artemisia dracunculus. (pl) - Composée.
*Stimulant général, digestif, stomachique, diurétique, antispasmodique, antirhumatismal, emménagogue, vermifuge, anticancéreux.*

EUCALYPTUS GLOBULUS : (f) - Myrtacée.
*Antiseptique pulmonaire et urinaire, pectoral, balsamique, stimulant astringent, hémostatique et cicatrisant, antalgique, antidiabétique, antirhumatismal.*

EUCALYPTUS RADIATA : (f) - Myrtacée.
*Antiseptique, pectoral, vulnéraire, draineur du terrain humoral.*

EUCALYPTUS CITRIODORA : (f) - Myrtacée.
*Pectoral, antiseptique, vulnéraire, bactéricide.*

EUCALYPTUS CAMALDULENSIS : (f) - Myrtacée.
*Antiseptique, pectoral, neurolytique.*

FENOUIL : Fœniculum vulgare, F. dulce (sem) - Ombellifère.
*Diurétique puissant, stimulant, déchlorurant et azoturique, pectoral et expectorant, vermifuge et parasiticide, carminatif, emménagogue, galactogène.*

FENOUIL : Fœniculum vulgare (pl) - Ombellifère.
*Tonique nervin et digestif, diurétique, galactogogue. En usage externe : résolutif (tumeurs, ecchymoses, engorgements laiteux).*

FIR : Abies balsamifera (f) - Conifère
*Balsamique, antiseptique des bronches, anticancéreux.*

GAÏAC : Caiacum officinale. (bois) - Zygophyllacée.
*Antiseptique urinaire, sudorifique énergique, stimulant, pulmonaire, antigoutteux.*

GALBANUM : Ferula galbanifera. (rés) - Ombellifère.
*Vulnéraire, résolutif, cicatrisant, antiseptique urinaire, stimulant intestinal.*

GAULTHERIE : Gaultheria procubens (f) - Ericacée
*Analgésique, antiphlogistique, inflammations rhumatismales, allergies cutanées.*

GENIEVRE : Juniperus communis. (baie/f) - Cupressacée.
*Dépuratif, diurétique, tonique, antirhumatismal, anti-arthritique, stimulant digestif et rénal, sudorifique, antiseptique urinaire, antidiabétique, résolutif, vulnéraire et cicatrisant, somnifère.*

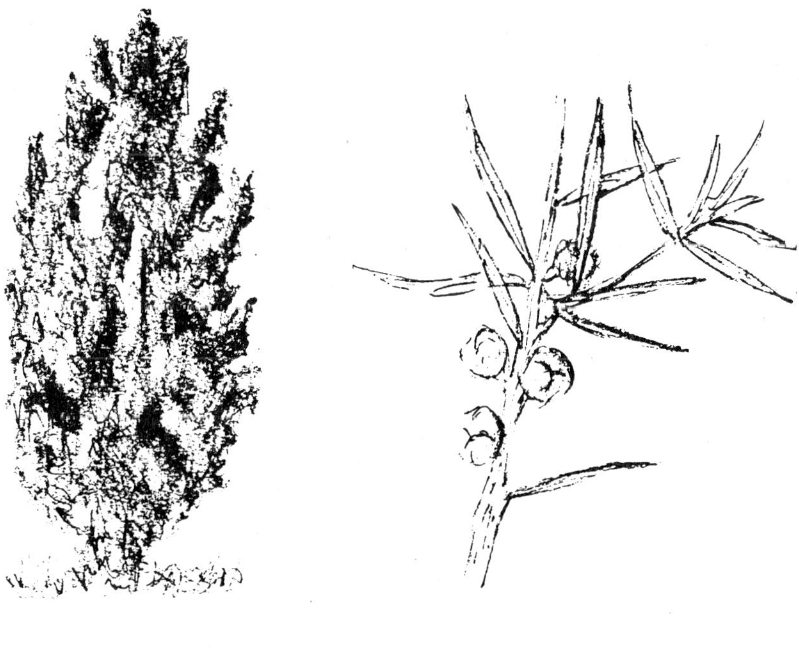

*Genevrier (Juniperus communis)*

*Dessin de Pierre Cornière*

GENTIANE : Gentiana lutea (rac.) - Gentianacée.
*Tonique amer, digestif, dépuratif, antirhumatismal, équilibrant sympathique, antiseptique, antispasmodique, stimulant sexuel féminin, galactologue et régulateur des règles.*

GERANIUM : Pelargonium graveolens, Pelargonium roseum. (pl) - Géraniacée.
*Tonique astringent, hémostatique et cicatrisant, antiseptique, diurétique, antidiabétique, soins de la peau et des muqueuses, anticoagulant.*

GINGEMBRE : Zingiber officinalis. (rh) - Zingibéracée.
*Stimulant digestif, tonique, pectoral, dépuratif, fébrifuge, antirhumatismal et antalgique, aphrodisiaque, antiscorbutique, antiseptique, ophtalmique : hydrolat aromatique.*

GIROFLE : Eugenia caryophyllata. (clous) - Myrtacée.
*Stomachique puissant, antispasmodique, stimulant et aphrodisiaque, antiseptique et bactéricide puissant, anti-infectieux, cicatrisant, maladies de la peau, affections pulmonaires, intoxications intestinales, parasitoses, antalgique.*

GURJUM : Dipterocarpus alatus, Dipterocarpus turbinatus (rés.) - Dipterocarpée.
*Antiseptique urinaire et intestinal, affectations pulmonaires, maladies de la peau.*

HELICHRYSES : Helichrysum gymnocephalum. (fl) - Astéracée.
*Anti-inflammatoire (inflammation R.A.A.), antilithiasique, antidiabétique, stimulant et calmant, stimulant du pancréas.*

HELICHRYSES : helichrysum italicum, Serotinum. (fl) - Astéracée.
*Anti-inflammatoire veineux, antispasmodique, stimulant hépatique.*

HYSOPE : Hyssopus officinalis (fl) - Labiée.
*Affections pulmonaires, remarquable pectoral et expectorant, antiasthmatique, stomachique, digestif, apéritif, stimulant du système nerveux, tonique, résolutif vulnéraire, cicatrisant, antiseptique, hypertenseur, diurétique, vermifuge.*

HYSOPE SAUVAGE COUCHEE : Hyssopus decumbens (fl) - Labiée.
*Propriétés similaires à l'hysope officinale. Certains thérapeutes le tiennent pour meilleur avec quelques variantes dans les propriétés.*

INULE ODORANTE : Inula graveolens. (fl) - Astéracée.
*Antiseptique pulmonaire, fluidifiant des mucosités, expectorant, stimulant de la circulation cardiaque, maladies du sang.*

IRIS : Iris florentina. (rh) - Iridacée.
*Diurétique, dépuratif, affections bronchiques, expectorant, purgatif léger, antirhumatismal.*

LANTANA : Lantana camara (fl.) - Magnolacée.
*Pulmonaire, anticancéreux.*

LAURIER NOBLE : Laurus nobilis. (f) - Lauracée.
*Antiseptique, stimulant, stomachique, diurétique, antispasmodique, sudorifique, affections pulmonaires, antirhumatsimal, anti-ulcères, sédatif des douleurs menstruelles, maladies de la peau, mycoses, antalgique.*

LAVANDE FINE : Lavandula officinalis. (fl) - labiée.
*Stomachique, tonique, cholalogue, antispasmodique, carminatif, diurétique, stimulant du système nerveux, mais calmant de l'excitabilité cérébro-spinale, régulateur et tonicardiaque, puissant antiseptique et cicatrisant, anti-inflammatoire, anti-allergique, affections pulmonaires, intestinales, génito-urinaires, antirhumatismal, antimigraineux, hypotenseur, emménagogue, antivenimeux, parasiticide, insecticide, favorable à l'épiderme.*

LAVANDIN : lavandula fragrans, Lavandula delphineusis. (fl) - labiée.
*Hybride de la lavande, mêmes propriétés que la lavande, plus atténuées pour certaines d'entre elles. Contient notamment plus de bornéol.*

LEMONGRASS : Andropogon citratus, Cymbopogon citratus, A. Schœnanthus, C. Flexuosus. (pl) - Graminée.
*Stomachique, digestif, carminatif, régulateur neurovégétatif, antirachitique, stimulant, anti-infectieux, fébrifuge, antiseptique puissant, diurétique, parasiticide.*

LENTISQUE PISTACHIER : Pistachia lentiscus. (f) - Pistaciacée.
*Décongestionnant veineux, diurétique, anti-asthmatique, (rendement en huile essentielle infime).*

LIMETTE : Citrus limetta, Citrus aurantifolia. (z) - Rutacée.
*Stimulant tonique, stomachique, carminatif, diurétique, antiseptique et bactéricide.*

LITSEA : Litsea citrata (pl.)
*Soins de la bouche, aphte.*

LIVECHE : Levisticum officinalis. (rac) - Ombellifère.
*Stomachique, carminatif, diurétique, dépuratif, emménagogue, anticancéreux.*

MACIS : du Muscadier: Myristica fragans (arille : qui recouvre la noix de muscade) - Myristicarée.
*Stimulant et tonique puissant, stomachique, antiasthmatique, antirhumatismal, antalgique.*

MANDARINE : Citrus nobilis, C. réticulata, C. madurensis. (z) - Rutacée.
*Stomachique, tonique, digestif, cholalogue, antiépileptique, antispasmodique, tranquilisant et modérateur sympathique, calmant et somnifère, bactéricide.*

MARJOLAINE : Origanum majorara (fl + f) - Labiée.
*Affections nerveuses, régulateur, sédatif et tranquilisant, antitussif, vagotonique (stimule le parasympathique), modère le sympathique, antalgique, antirhumatismal, antiseptique et bactéricide, cicatrisant, hypotenseur (vasodilateur artériel), digestif, carminatif, expectorant, calmant sexuel.*

MARJOLAINE : Thymus mastichina (fl + f) - Labiée
*Propriétés similaires.*

MELEZE : Larix europaea. (f) - Conifère.
*Antiseptique et tonique pulmonaire, tonique, problèmes osseux, dystrophies osseuses.*
*Selon Rudolf Steiner, serait un bon ophtalmique (cataracte) en synergie avec l'huile essentielle de lavande et le jus d'ananas.*

MELILOT : Mélilotus officinalis (fl) - Papillionnacée.
*Calmant et somnifère, antiseptique urinaire, diurétique, anticoagulant, problèmes circulatoires.*

MELISSE : Melissa officinalis (fl + f) - Labiée.
*Antispasmodique et sédatif nerveux, tranquillisant, antidépresseur, stomachique, cholérétique, tonicardiaque, stimulant physique et intellectuel (cerveau, cœur, digestion, muscles, utérus), sédatif des douleurs menstruelles.*

MENTHE POIVREE : mentha piperita. (pl) - Labiée.
*Tonique, stimulant général, stomachique, antispasmodique, surtout gastrique, carminatif, régulateur et sédatif neurovégétatif, dépuratif, bactéricide et antiseptique, anti-infectieux (surtout intestinal), antilaiteux. A forte dose, est excitant.*

MENTHE POULIOT : Mentha pulegium. (pl) - Labiée.
*Antiseptique, béchique, expectorant, stimulant hépatique, stomachique, carminatif, sudorifique et facilite les menstruations, anticancéreux.*

MENTHE SYLVESTRE : Mentha sylvestris. (pl) - Labiée.
*Antiseptique, tonique, stimulant particulièrement des voies digestives et respiratoires, expectorant, antispasmodique et sédatif, anticancéreux.*

MIMOSA : Acacia decurrens (fl). - Légumineuse.
*Dépuratif et draineur du foie et de la vésicule biliaire, pulmonaire.*

MOUTARDE : Brassica nigra, Sinapis juncea. (fr) - Crucifère.
*Révulsif, rubéfiant, antalgique, fongicide, antiseptique intestinal et urinaire, antituberculeux, stimulant musculaire et nerveux.*

MUSCADE : Myristica fragrans. (noix) - Myristicacée.
*Tonique et stimulant énergique, général, cérébral et circulatoire, stomachique, apéritif, digestif, accélérateur du transit, antiasthénique, emménagogue, ocytocique, anti-infectieux, antiseptique, antalgique et analgésique, tonique musculaire, résolutif, hypotenseur, tranquilisant, antidépresseur.*

MYRRHE : Comiphora myrrha. (rés) - Burcéracée.
*Affections pulmonaires, balsamique et pectoral, tonique, stimulant antispasmodique, antiseptique, antiphlogistique, résolutif et vulnéraire, cicatrisant, maladies de la peau.*

MYRTE : Myrtus communis. (pl) - Myrtacée.
*Antiseptique pulmonaire et urinaire, balsamique, bactéricide et antiputride, astringent, hémostatique.*

NEROLI : Citrus aurantium, C. Biragadia (fl) - Rutacée.
*Sédatif, antispasmodique, stomachique, cardiotonique, tranquilisant et hypnotique léger, dépuratif, antitoxique, favorable à l'épiderme, (anticancéreux).*

NIAOULI : Melaleuca viridiflora quinquenervia (f) - Myrtacée.
*Antiseptique puissant, pulmonaire, intestinal et urinaire, action antibiotique, stimulant tissulaire et cicatrisant, vulnéraire, antirhumatismal, balsamique, anticatarrhal, terrain réticulo-endothélial.*

OIGNON : Allium cepa. (bu) - Liliacée.
*Antiseptique, anti-infectieux, bactériostatique, hypoglycémiant, diurétique puissant, éliminateur de l'urée et des chlorures, stimulant général du système nerveux, cholagogue, pectoral et béchique, décongestif pelvien, cardiotonique, stimulant du cuir chevelu, équilibrant glandulaire, antiscléreux, antiscrofuleux, aphrodisiaque.*

ORANGE : Citrus aurantium, Citrus sinensis. (z) - Rutacée.
*Stomachique, digestif, laxatif, dépuratif, cholagogue, diurétique, détoxicant, fébrifuge, tonique musculaire et nervin, tonicardiaque, tranquilisant, antispasmodique, sédatif, hypnotique léger, antiasthénique, antiseptique, bactériostatique.*

LES ORIGANS : ils ont en commun les propriétés suivantes :
*Stomachique, apéritif, antiseptique pulmonaire, expectorant, antiseptique général, antitoxique, antiviral, anti-infectieux, dynamisant, emménagogue, cicatrisant et stimulant tissulaire, antalgique et sédatif, antispasmodique, parasiticide.*

Relevons quelques particularités selon les variétés.

ORIGAN D'ESPAGNE : Coridothymus capitatus. (fl) - Labiée.
*Le plus puissant antiseptique général grâce à sa forte teneur en phénols.*

ORIGAN VULGAIRE : Origanum vulgare. (fl) - Labiée.
*Sédatif du système nerveux neuro-végétatif, régulateur de la thyroïde (rendement en H.E. infime).*

ORIGAN A FLEURS COMPACTES : Origanum compactum (fl) - Labiée.
*Immunostimulant, antigrippal.*

PALMAROSA : Cymbopogon martini motia (pl) - Graminée.
*Stomachique, digestif, anti-infectieux, fébrifuge, antiseptique intestinal, vermifuge, stimulant cellulaire pour les soins de la peau et des cheveux (hydratant, rafraîchissant).*

PAMPLEMOUSSE : Citrus paradisi. (z) - Rutacée.
*Tonique, apéritif et digestif, dépuratif, draineur hépatique et rénal, antihémorragique, rafraîchissant, amaigrissant (synergie avec Basilic et Sauge).*

PATCHOULI : Pogostemon patchouli. (pl) - Labiée.
*Antiseptique, anti-inflammatoire, décongestionnant, anti-infectieux, cicatrisant, bactéricide, antifongique, régénérateur tissulaire, tonique, affections gynécologiques.*

PERSIL : Petroselinum sativum (sem./rac. ou f) - Ombellifère.
*Emménagogue et régulateur du flux menstruel, diurétique, fébrifuge, stimulant et tonique, excitant, affections génito-urinaires, vulnéraire, cholagogue, hépatisme, anti-lithiasique, antilaiteux, dépuratif, propriétés antiseptiques et antibiotiques, anticancéreux.*

PETITGRAIN BIGARADE : Citrus aurantium (f) - Rutacée.
*Calmant du système nerveux sus-diaphragmatique, digestif, antiseptique.*

PETIGRAIN CITRONNIER : Citrus Limon (f) - Rutacée.
*Calmant du système nerveux sous-diaphragmatique, stimulant du pancréas, digestif, antiseptique.*

PICEA : Picea mariana (f) - Conifère.
Balsamique, stimulant des surrénales.

PIN SYLVESTRE : Pinus sylvestris (f) - Conifère.
*Pectoral, expectorant et antiseptique efficace dans les affections pulmonaires et urinaires, stimulant de la corticosurrénale, antirhumatismal, cholalogue, diurétique, bactéricide, anti-lithiasique biliaire.*

LES DIFFERENTS PINS :

*Ils ont en commun des vertus antiseptiques, tonifiantes, pectorales et balsamiques. Ils présentent en outre quelques spécificités thérapeutiques selon la variété :*

*— PIN BAUMIER, Abies balsamea : anticancéreux.*

*— PIN MARITIME, Pinus pinaster : antiseptique et protecteur des muqueuses bronchiques et génito-urinaires.*

*— PIN NOIR, Pinus austriaca : antirhumatismal, dermatose, problèmes de peau.*

*— PIN DE SIBERIE, Pinus sibirica : anti-inflammatoire, pyorrhées alvéolo-dentaire.*

POIVRE : Piper nigrum. (g) - Pipéracée.

*Tonique et stimulant digestif, intestinal, pectoral, stimulant aphrodisiaque, antiasthénique, carminatif, fébrifuge, antalgique, antiseptique urinaire.*

RAIFORT : Cochlearia armoracia, rafanus rusticanus (rac) - Crucifère.

*Stimulant, antiscorbutique, stomachique, diurétique, bactéricide, révulsif, stimulant capillaire.*

RAVENSARA : Ravensara aromatica. (f) - Lauracée.

*Spécifique des problèmes du foie et de l'hépatite virale, antiseptique général et particulièrement des voies respiratoires, antiviral (zona, hépatite), antitoxique.*

REINE DES PRES : Spirea ulmaria. (fl) - Rosacée.

*Antirhumatismal et diurétique (éliminateur de l'urée, de l'acide urique et des chlorures), anti-inflammatoire (R.A.A.), sudorifique et astringent, combat les rétentions de liquide, antilithiasique urinaire, antidiarrhéique, cellulite.*

ROMARIN : Rosmarinus officinalis. (fl + f) - Labiée.

*Stimulant général, antispasmodique, diurétique, cardiotonique, cholagogue, cholérétique, draineur hépatobiliaire, antirhumatismal, antitoxique, antiseptique, cicatrisant, stimulant tissulaire, pectoral, vulnéraire, hypertenseur, antimigraineux, antidiarrhéique.*

*Il y a une différence entre le Romarin de Provence à verbénone, plus spécifique des affections hépatiques, et les Romarins, notamment d'Espagne, à bornéol, plus indiqués dans les états infectieux et les fatigues cardiaques.*

ROSE : Rosa centifolia, Rosa damascena. (fl) - Rosacée.

*Tonique (cœur, estomac, foie, utérus), fortifiant, astringent, pectoral, purgatif léger, vulnéraire, antihémorragique, cicatrisant, aphrodisiaque, antiseptique, antiphlogistique, tranquilisant.*

ROSE BOIS : Aniba rosaeodora. (bois) - Lauracée.

*Antiseptique et désinfectant, reconstituant sexuel, favorable à l'épiderme, parfum délicat.*

RUE : Ruta graveolens (pl) - Rutacée.
*Emménagogue (abortif), sudorifique, antispasmodique, circulation capillaire (rutine), antirhumatismal, vermifuge, toxique à forte dose.*

SABINE : Juniperus sabina (f) - Juniperacée.
*Emménagogue (abortif), métrorragies, antiparasitaire. En usage externe : contre les eczémas, plaies et ulcères putrides et gangrèneux à éviter en usage interne.*

SANTAL : Santalum album, Amyris balsamifera (rés) - Santalacée.
*Antiseptique génito-urinaire, antigonococcique, diurétique, stimulant tonique et aphrodisiaque, décongestionnant veineux, astringent anti-diarrhéique, soins de la peau, anti-acnéique, parfum.*

SANTOLINE : Santolina chamæcyparissus. (pl) - Composée (Radiée).
*Vermifuge (ascaris, oxyures), stimulant, antispasmodique, emménagogue.*

SARRIETTE : Satureia montana, Satureia hortensis. (pl) - Labiée.
*Stimulant physique et intellectuel, tonique, stomachique, carminatif, aphrodisiaque, anti-diarrhéique, pectoral, antiseptique intestinal, bactéricide, antifongique, cicatrisant des aphtes, anti-inflammatoire, sédatif, antalgique.*

SASSAFRAS : Sassafras officinalis, Sassafras albidum. (éc/rac) - Lauracée.
*Tonique, stimulant, antiseptique génito-urinaire, carminatif, antirhumatismal, antalgique, diurétique, antidote du tabac (Shelbey).*

SAUGE OFFICINALE : Salvia officinalis, S. lavandulæfolia. (f + fl) - Labiée.
*Tonique, stimulant général, stomachique, diurétique, fébrifuge, antisudoral, hypoglycémiant, résolutif, vulnéraire, antiseptique, cicatrisant, dépuratif, draineur général, cholérétique, hypertenseur, emménagogue, antilaiteux, favorise la conception.*

SAUGE SCLAREE : Salvia sclarea. (pl) - Labiée.
*Antiseptique respiratoire, tonique, stimulant, emménagogue, affections gynécologiques, antisudoral, combat la dégénéressence cellulaire, stimule la pousse des cheveux.*
*(A ne pas ingérer avec des médicaments à base de fer).*

SERPOLET : Thymus serpyllum. (pl) - Labiée.
*Stimulant général, pectoral, antitussif, expectorant, antispasmodique, cholagogue, chlolérétique, digestif, carminatif, cicatrisant, anti-infectieux, anticancéreux, antalgique, anthelmintique, fébrifuge, tonifie et soigne la peau (dermatose), et le cuir chevelu (en dilution).*

SOLIDAGE (verge d'or) : Solidago puberula, s. virga aurea (pl) - Composée.
*Draineur hépatique et rénal, diurétique antiseptique et azoturique, sédatif des voies urinaires, antitoxique, vulnéraire.*

STYRAX : Liquidambar orientalis. (rés) - Hamamélidacée.
*Pectoral, antiseptique urinaire, cicatrisant.*

SUREAU : Sambucus nigra (fl) - Caprifoliacée).
*Sudorifique, diurétique, dépuratif, système respiratoire et rénal.*

TANAISIE : Tanacetum vulgare (pl) - Composée.
*Emménagogue, antispasmodique, tonique, fébrifuge, vermifuge.*

TEREBENTHINE : Pinus pinaster. (rés) - Conifère.
*Antiseptique pulmonaire et urinaire, pectoral, expectorant, balsamique, antirhumatismal, antalgique rhumatismal, dissolvant des calculs biliaires, antiseptique et bactéricide externe (incompatibilité avec tous les agents oxydants).*

THUYA : Thuya occidentalis. (f) - Conifère.
*Draineur général, anticancéreux, stimulant tonique, anti-allergique, toni-cardiaque, diurétique et sédatif urinaire.*
*En usage externe : verrues, papillomes, condylomes, polypes, végétations (dilué en gargarismes).*

THYM : Thymus vulgaris (pl) - Labiée.
*Pectoral, expectorant, balsamique, antispasmodique, stimulant général, physique et psychique, euphorisant, carminatif, digestif, dépuratif, antiasthénique, cholalogue, cholérétique, anthelmintique, cicatrisant, antalgique, tonique nervin et de la circulation capillaire, diurétique, antiseptique intestinal, pulmonaire, génito-urinaire.*
*Il existe des chemotypes de thymus vulgaris phénolés (thym à carvacrol, à thymol...) dits thym forts ou encore thym rouge ou noir, qui sont légèrement plus antiseptiques et anti-infectieux, mais qui provoquent une certaine irritation de la peau, des muqueuses et du foie : on évitera de les utiliser non dilués sur l'épiderme et par voie interne, on respectera les dosages.*
*Les autres chemotypes à linalol, génariol, terpinéol, sont dits thym doux ou encore thym jaune, et ne présentent pas ces inconvénients.*

TILLEUL : Tilia sylvestris, Tilia europoæ (f + fl) - Tiliacée.
*Antispasmodique, sédatif, diurétique, régulateur sanguin, vasodilateur cérébral.*

VALERIANE : Valeriana officinalis (rac) - Valérianacée.
*Rééquilibrant nerveux, psychique et cardiaque, antispasmodique, anticonvulsif, vermifuge, toxique à dose importante.*

VERVEINE : Lippia citriodora (f) - Verbénacée.
*Stomachique, digestif, antispasmodique, tranquilisant, carminatif, tonique, laxatif, galactogogue, anti-inflammatoire.*

VETYVER : Andropogon muricatus, Vetiveria zizanioïdes. (rac) - Graminée.
*Tonique, excitant, antiseptique, surtout à utiliser en usage externe : antirhumatismal, soins de la peau, désinfectant des locaux, parasiticide, insectifuge.*

VIOLETTE ODORANTE : Viola odorata (pl) - Violariée.
*Anti-inflammatoire digestif et urinaire, émolient, sudorifique, expectorant.*

WINTERGREEN : gaultheria procumbens. (f) - Ericacée.
*Diurétique, dépuratif, antirhumatismal, antalgique, antiseptique.*

YLANG-YLANG : Cananga odorata, Unona odorantissima. (fl) - Anonacée.
*Régulateur du cœur et tonicardiaque, antiseptique pulmonaire et urinaire, stimulant sexuel, hypotenseur, calmant de l'excitabilité réflexe, soins de la peau et des cheveux.*

## *C - TABLEAU DES HUILES ESSENTIELLES EN FONCTION DE LEUR FREQUENCE D'UTILISATION, DE LEUR COUT, DE LEUR RARETE*

Sur les 150 huiles essentielles que nous venons de passer en revue dans le répertoire, nous allons dégager différentes catégories d'huiles essentielles selon des critères d'utilité, d'efficacité thérapeutique et de coût.

Dans le tableau suivant, les colonnes 1, 2 et 3 de gauche représentent les variétés, couramment utilisées.

- La 1ère colonne énumère 25 huiles essentielles très courantes que l'on peut définir comme les huiles essentielles de base.

Plusieurs facteurs déterminent cette première catégorie ;

— la production végétale de ces variétés est importante soit en culture, soit en colonies sauvages ;

— les techniques de distillation ne posent pas de problèmes ;
— les rendements en huiles essentielles sont bons ou moyens ;
— thérapeutiquement, il s'agit d'huiles essentielles majeures, qui ne présentent pas de difficultés particulières quant à leur utilisation ;
— enfin, on les trouve facilement dans le commerce à des prix abordables.

Pour ces raisons, on peut considérer que ces 25 H.E. peuvent constituer la pharmacie aromatique familiale. Elles permettent en effet de couvrir la grande majorité des utilisations thérapeutique et d'hygiène.

- La 2e colonne indique les huiles essentielles courantes qui constituent un élargissement des H.E. de base. Il s'agit en partie de variétés à propriétés plus spécifiques.

- La 3e colonne est constituée par les huiles essentielles assez courantes..

  Ce sont les huiles essentielles importantes du point de vue de leurs propriétés, mais qui font partie des plantes à faible rendement et dont le prix est élevé.

— La seconde partie du tableau recense les huiles essentielles peu utilisées.

- Dans les colonnes 4 et 5, nous avons affaire aux huiles essentielles rares et coûteuses, c'est-à-dire qui sont à la fois difficiles à se procurer et provenant de plantes à faible rendement en H.E.

  Les quelques oléorésines plus productrices et moins chères (dont on peut tirer une H.E. par distillation) sont également difficiles à trouver.

  Du point de vue thérapeutique, plusieurs d'entre elles sont très intéressantes mais elles relèvent plutôt du conseil du naturopathe ou de l'ordonnance de l'aromathérapeute.

  Dans cette catégorie, on y trouve aussi des parfums délicats et précieux.

- Ces remarques peuvent s'étendre à la dernière colonne 6 qui représente la catégorie des H.E. peu courantes, mais paradoxalement peu coûteuses. Elles proviennent de plantes non-ligneuses et d'arbres fortement aromatiques et riches en huiles essentielles.

| huiles essentielles couramment utilisées | | |
|---|---|---|
| très courantes | courantes | assez courantes mais coûteuses |
| Anis vert | Aspic (lavande) | Angélique (rac) et (sem) |
| Basilic | Badiane | Camomille matricaire |
| Camomille mixta (sauvage) | Bergamote | Camomille romaine |
| Bouleau jaune | Bigarade | Cannelle de Ceylan |
| Cajeput | Boldo | Cèleri |
| Citron | Bornéol (camphre de Bornéo cristallisé) | Cumin |
| Eucalyptus globulus | Cade | Carotte (semence) |
| Genévrier baie + ram | Calamus | Encens |
| Géranium odorant | Cannelle (feuille) | Estragon |
| Girofle clou | Carvi | Gingembre |
| Lavande fine | Cèdre atlantique | Marjolaine à coquilles |
| Lavandin | Citronnelle | Mélisse off. |
| Marjolaine | Coriandre | Millepertuis |
| Menthe poivrée | Eucalyptus radiata | Myrrhe |
| Niaouli | Eucalyptus camaldulensis | Persil |
| Orange | Eucalyptus citriodora | Ravensara |
| Origan d'Esp./compact | Fenouil semence | Reine des prés |
| Pin sylvestre | Fenouil plante | Santal |
| Romarin | Hysope | Sauge sclarée |
| Sarriette | Laurier noble | Valériane |
| Sauge off. | Lemongrass | Verveine odorante |
| Serpolet | Mandarine | |
| Térébenthîne | Myrte | |
| Thym doux | Menthe sylvestre | |
| Thym fort (phénolé) | Menthe pouliot | |
| | Muscade | |
| | Palmarosa | |
| | Pamplemousse | |
| | Patchouly | |
| | Rose (bois de) | |
| | Sassafras | |
| | Thuya | |
| | Ylang | |

# huiles essentielles peu utilisées

| rares et coûteuses | | peu courantes et « peu » coûteuses |
|---|---|---|
| Acacia | Hysope sauv. couchée | Aneth |
| Agaricus (champignon de paris) | Inule odorante | Armoise vulgaire ⚠ |
| Ail | Iris | Baume du Canada |
| Ammi visnaga | Lantana | Bay St Thomas |
| Armoise arborescente ⚠ | Lentisque pistachier | Chénopode anth. ⚠ |
| Aubépine | Livèche | Copahu (oléorésine) |
| Aubier de tilleul | Macis | Elémi |
| Aunée | Mélèze | Fir |
| Aurone mâle | Mélilot | Gaïac (oléorésine) |
| Baume du Pérou | Mimosa | Gurjum (oléorésine) |
| Baume de Tolu | Moutarde | |
| Benjoin (oléorésine) | Néroli | Limette |
| Buchu | Oignon | Litsea |
| Buis | Origan vulgaire | Petitgrain bigarade |
| Cannelle de Chine | Poivre | Petitgrain citronnier |
| Cardamome | raifort | Picéa |
| Chèvrefeuillle | Rose | Pin Baumier |
| Ciste | Santoline | Pin maritime |
| Cubède | Solidage (verge d'or) | Pin noir |
| Curcuma | Styrax (oléorésine) | Pin de Sibérie |
| Galbanum | | Rue ⚠ |
| Gaultérie | Sureau | Sabine ⚠ |
| Gentiane | Tanaisie | Vetyver |
| Hélichrise à capitules nus | Tilleul | Wintergreen |
| Hélicrise italienne | Violette | |

Les différentes catégories d'H.E. qui ressortent de ce tableau ne sont pas absolues. Dans la première colonne, par exemple, on pourrait ajouter ou retrancher quelques H.E. sans pour autant être dans l'erreur. Cependant les critères qui déterminent ces catégories sont bien réels et l'on est obligé d'en tenir compte.

En résumé, et pour faire le lien entre ce tableau et l'index thérapeutique, nous proposons une distinction en trois points afin de simplifier et de guider le choix de l'utilisateur, sans pour autant le déterminer rigidement :

1) Les 25 H.E. très courantes de la première colonne constituent une bonne base pour se préparer ses produits d'hygiène et pratiquer une automédication familiale raisonnable.

En ce sens, la consultation de l'index thérapeutique peut parfaitement se faire sur cette base, c'est-à-dire en ne tenant compte que de ces huiles essentielles-là dans les listes en regard de chaque affection.

2) Les colonnes 2 et 3 représentent un éventail d'H.E. destinées à l'utilisateur informé, aux naturopathes, réflexologues, masseurs, etc...

La lecture de l'index thérapeutique est possible sur cette base également.

3) La deuxième partie du tableau avec les colonnes 4, 5 et 6 concerne une catégorie d'H.E. dont l'emploi est plutôt du ressort des thérapeutes.

Il faut se souvenir, que particulièrement pour les colonnes 3, 4 et 5 qui regroupent les H.E. rares et coûteuses, les falsifications sont nombreuses. Il est nécessaire que l'acheteur exige des garanties, cela constitue en plus une incitation à produire et à vendre des H.E. de qualité.

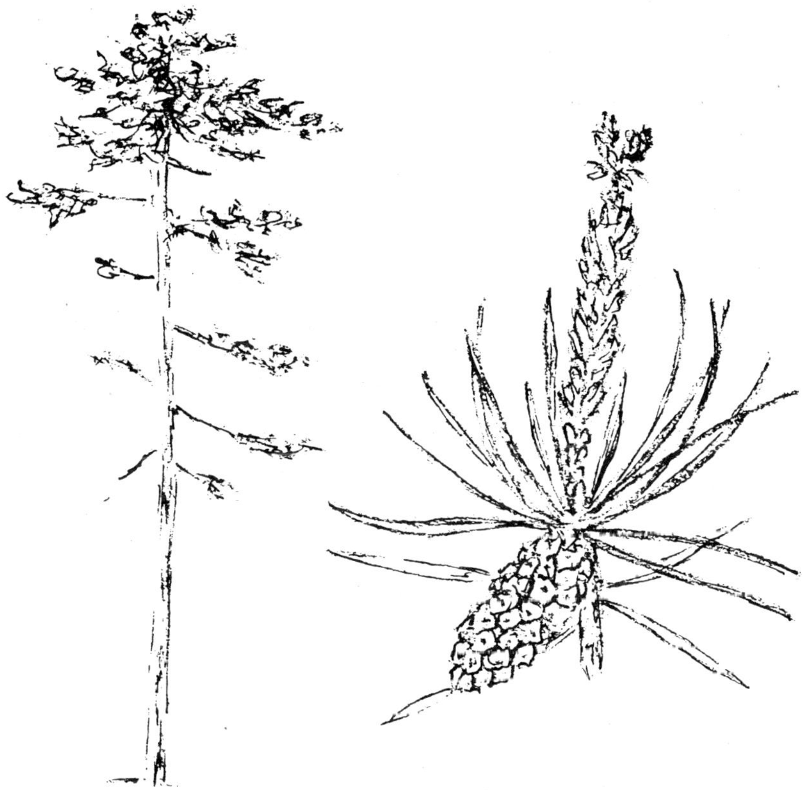

*Pin sylvestre (Pinus sylvestris)*

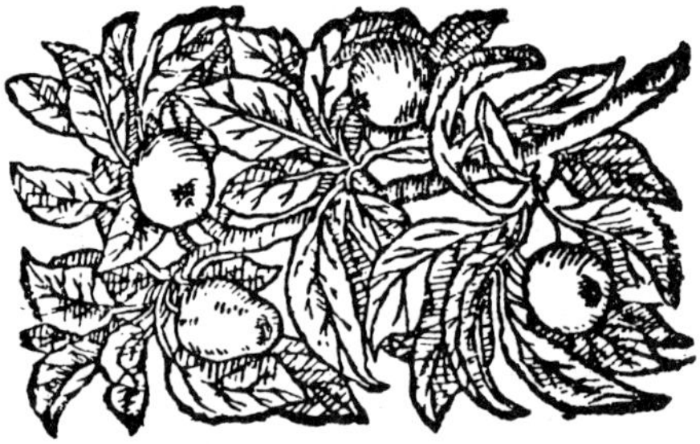

*« Votre corps est-ce que vous mangez,*
*votre esprit, ce que vous pensez. »*

*(Tiré de l'Evangile Essénien, Livre I)*

# VIII INDEX THERAPEUTIQUE

## A - AVERTISSEMENT

La plupart des maladies proviennent du non-respect des lois biologiques et des lois de la nature et du cosmos, dont nous faisons partie.

Aussi, une thérapie, même en médecine naturelle, doit être aidée puis consolidée par une bonne hygiène vitale : une nourriture légère et saine, une pratique régulière de la respiration profonde, d'« exercices » physiques et d'« exercices » psychiques (détente, relaxation, pensée positive et recharge énergétique, notamment dans la nature).

La pensée est une énergie. Celle-ci sera positive ou négative selon le contenu que nous donnons à nos pensées. La tradition et les recherches modernes semblent en accord sur le fait que la majorité des dysfonctions et maladies ont leurs sources dans notre psychisme. Il agit notamment sur le système immunitaire. Ainsi, un état positif, dans nos dimensions physiques, psychiques et spirituelles, est un facteur primordial dans le processus de guérison.

Prenons conscience que, d'une certaine façon, nous nous fabriquons nos maladies par de mauvaises conditions et habitudes de vie et, qu'à l'inverse, en rétablissant des conditions favorables, nous développons le pouvoir de guérison qui est en nous, et non pas à l'extérieur de nous. Souvenons-nous que c'est la nature qui guérit ; les thérapies et les médicaments, quels qu'ils soient, ne peuvent qu'aider.

L'index thérapeutique ci-après n'exclut évidemment pas le recours aux médecins, aromathérapeutes ou naturopathes. Il est même recommandé de les consulter dans tous les cas graves, chroniques, et dans les cas où le doute subsiste sur les causes et le diagnostic.

La médecine par les plantes et les huiles essentielles est une thérapeutique naturelle. Cependant, comme pour toute chose utile et intéressante, ses dangers sont au prorata de son efficacité. Lorsqu'elle est mal pratiquée, elle peut entraîner des effets indésirables.

Nous attirons une fois de plus votre attention sur les règles de base et les posologies à respecter pour un bon emploi des huiles essentielles. Cf. les chapitres II et III de cette brochure, et bien sûr, les ouvrages de références mentionnés dans la bibliographie.

Enfin, la thérapeutique par les huiles essentielles (aromathérapie) se combine parfaitement avec la phytothérapie (tisanes, décoctions, teintures, poudre, etc... de plantes non-aromatiques) ainsi qu'avec l'oligothérapie et la plupart des autres thérapies naturelles. Dans la majorité des cas, elle est également une thérapie d'appoint appréciable lors d'un traitement allopatique.

Dans le lexique thérapeutique qui suit, les huiles essentielles mentionnées en regard d'une affection, peuvent être utilisées par voie interne et par voie externe. Les usages spécifiquement externes sont indiqués.

*Cajeput (Melalenca lencadendron)*

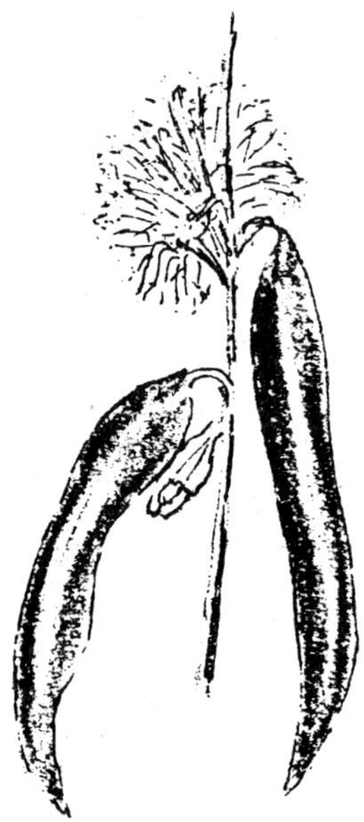

**Nous rappelons brièvement comment il convient d'utiliser l'index qui suit :**

**❶ Cherchez d'abord les H.E. dans l'index selon votre symptôme principal.**

**❷ Déterminez vos autres points faibles ou symptômes secondaires et vérifiez si certaines de ces H.E. réapparaissent dans les listes correspondant à vos autres points faibles (par ex. hypertension, nervosisme, insomnies, rhumatismes, hépatisme, digestion...). Sélectionnez celles qui se retrouvent aux différents endroits (cf. exemple au chapitre V C).**

**❸ Contrôlez dans le tableau à la fin du chapitre précédent que les H.E. retenues font partie de celles couramment utilisées et que vous pouvez vous procurer chez vos fournisseurs.**

**❹ Relisez attentivement comment se faire une préparation :**
**— par voie interne : Chap. VI A 4**
**— par voie externe : Chap. VI B**
**— pour utiliser dans la cuisine : Chap. VI C**

**❺ Enfin, comme nous l'avons déjà mentionné en parlant des arômes et parfums bienfaisants, il est important d'utiliser son odorat pour choisir les huiles essentielles.**
**C'est l'instrument de mesure qui fait le lien direct entre les besoins de notre corps et les arômes. Ainsi lorsqu'un arôme nous est agréable, il nous sera favorable thérapeutiquement, au contraire, si une odeur nous repousse, évitons d'utiliser cette H.E. même en mélange dans une préparation. De plus en plus d'aromathérapeutes prennent en compte ces indications olfactives des patients.**

# B - INDEX

ABCES :
— CHAUD : accumulation de pus accompagnée d'inflammation aigüe - Oignon
— FROID : abcès se formant lentement, sans inflammation - Ail
— Aspic, Cade, Camomille, Citron, Genièvre, Lavande, Origan, Santal, Sarriette, Thym.

ACCOUCHEMENT (pour faciliter) :
— Armoise, Girofle, Muscade, Sauge + en phyto : Alchémille.
— voir à utérus (stimulant).

ACIDE URIQUE (excès) : provoque les manifestations douloureuses de la goutte.
— Ail, Citron, Genièvre.

ACIDITÉ STOMACALE (pyrosis) : aigreur, acidité et brûlure d'estomac.
— Régime atoxique.
— Calamus, Citron, Inule hél., Menthe poivrée, Sauge off.
— en phyto : Gentiane (rac), Millefeuilles, Consoude.

ACNÉ :
— Cajeput, Citron, Eucalyptus radiata, Genièvre, Lavande, Palmarosa, Patchouli, Santal, Sauge off.

AEROPHAGIE : ballonnement, météorisme, flatulences.
— Anis vert, Basilic, Cannelle, Carvi, Citron, Coriandre, Estragon, Fenouil, Marjolaine, Menthes, Myrte, Origan, Sarriette, Sauge off., Thym.

AFFECTIONS FEBRILES :
— Ail, Cajeput, Camomille, Citron, Eucalyptus, Gingembre.

AFFECTIONS PULMONAIRES :
— Cajeput, Cyprès, Eucalyptus, Fenouil, Girofle, Hysope, Lavande, Niaouli, Pin, Santal, Sauge off., Térébenthine.

AIGREURS D'ESTOMAC :
— Camomille, Citron, Genièvre, Menthe poivrée, Millepertuis, Sauge off.

ALBUMINE (excès) : albumine dans les urines, indique une affection rénale.
— Aubier de tilleul, Genièvre, Reine des prés.

ALLAITEMENT :
— pour augmenter le lait : Aneth, Anis vert, Carvi, Cumin, Fenouil, Verveine.
— pour tarir la lactation : Cerfeuil, Laurier, Menthe poivrée, Millepertuis, Persil, Sauge off.

ALLERGIES : modification nocive du milieu humoral provoquée par un produit extérieur, que l'organisme a de la peine à éliminer (étude du terrain conseillée).
— Régime atoxique.
— Soin du foie, dépuratif.
— Bergamote, Boldo, Bouleau, Camomille, Carotte, Citron, Genièvre, Lavande, Orange, Romarin, Sauge off.
— Plus en phyto., hydrosol arom. d'Agaricus, Chiendent, Prêle.

ALOPECIE : voir à calvitie.

AMAIGRISSEMENT (cure d') (cellulite, obésité) : étude du terrain endocrinien.
— Ail, Basilic, Céleri, Citron, Genièvre, Lavande, Oignon, Orange, Origan, Pamplemousse, Reine des prés, Romarin, Sauge off., Thym.
— en usage externe : Cèdre de l'Atl., Cyprès, Genièvre, Origan.

AMPOULE :
— en usage externe : Benjoin, Bergamote, Citron, Eucalyptus, Géranium, Lavande, Lavandin.

AMYGDALITE : voir à angine.

ANEMIE : diminution des globules rouges du sang.
— Angélique, Basilic, Camomille, Carotte, Citron, Fenouil, Orange, Persil, Romarin, Sarriette, Sauge off., Serpolet, Thym.

ANGINES : inflammation infectieuse de la gorge.
— Camomille, Citron, Eucalyptus, Girofle, Inule odor., Laurier noble, Lavande, Niaouli, Sauge off.

ANGINES A POINTS BLANCS : infections à streptocoques.
— Consultation.
— Camomille, Citron, Niaouli, Persil, Ravensara.

ANGOISSE (anxiété, déséquilibre neurovégétatif) :
— Angélique, Anis vert, Aubier de tilleul, Basilic, Encens, Eucalyptus camaldulensis, Fenouil, Lavande, Marjolaine, Mélisse, Néroli, Thym, Valériane, Verveine.

ANOREXIE : diminution ou perte d'appétit (causes souvent psychiques) :
— voir à appétit.

ANTALGIQUE : calme la douleur.
— Angélique, Anis vert, Bornéol, Camomille, Eucalyptus, Gingembre, Girofle, Laurier, Lavandin, Menthe, Muscade, Origan, Sarriette, Sauge off., Serpolet Thym.

ANTISEPTIQUE INTERNE ET EXTERNE : la majorité des Huiles Essentielles et notamment
— Ail, Anis vert, Aspic, Bergamote, Bornéol, Cade (ext), Cajeput, Camomille, Cannelle, Citron, Cumin, Encens, Eucalyptus, Genièvre, Girofle, Lavande, Menthe, Niaouli, Origan, Sarriette, Thym.

ANTHRAX : tumeur inflammatoire des tissus sous-cutanés (staphylocoque)
—voir à Furoncles.

AOUTATS : araignées microscopiques dont la larve provoque des démangeaisons.
— voir à Morsure.

APHONIE : extinction de la voix.
— Citron, Cyprès, Thym.

APHTES :
— Basilic, Camomille, Citron, Fenouil, Géranium, Sarriette, Sauge off., Serpolet.

APHRODISIAQUE : qui stimule le désir sexuel.
— Anis vert, Bornéol, Cannelle, Genièvre, Gingembre, Girofle, Menthe, Muscade, Néroli, Pin, Romarin, Santal, Rose, Sarriette, Verveine, Ylang.

APPETIT (manque d') :
— Ail, Camomille, Carotte, Carvi, Citron, Coriandre, Estragon, Fenouil, Genièvre, Gingembre, Origan, Sauge off.

ARTERIOSCLEROSE : épaissement et durcissement des parois des artères.
— Ail, Bouleau, Citron, Genièvre, Oignon, Romarin, Thym.

ARTHROSE, ARTHRITISME : voir Rhumatisme.

ARYTHMIE : troubles du rythme cardiaque.
— voir à Palpitations.

ASTHENIE : fatigue et faiblesse générale.
— Générale : Angélique, Anis vert, Basilic, Camomille, Cannelle, Carotte, Citron, Eucalyptus, Fenouil, Genièvre, Gingembre, Lavande, Marjolaine, Mélisse, Menthe, Muscade, Persil, Romarin, Sarriette, Sauge off., Serpolet, Thym.
— Intellectuelle (surmenage) : Basilic, Girofle, Sarriette, Romarin, Thym.
— Grippale : Cannelle, Citron, Sauge off., Thym.
— Nerveuse : Angélique, Basilic, Mélisse.
— Sexuelle : voir à Impuissance.

ASTHME :
— Ail, Angélique, Aubépine, Bornéol, Cajeput, Carotte, Citron, Eucalyptus, Fenouil, Hysope, Iris f., Lavande, Lentisque p., Marjolaine, Mélisse, Menthe poivrée, Menthe pouliot, Millepertuis, Niaouli, Oignon, Orange, Origan, Pin, Persil, Sauge off., Thym, Valériane, Verveine odor.

ASTHME NERVEUX :
— Angélique, Anis vert, Sarriette, Valériane.
— Antispasmodique.

AZOTURIE ou AZOTEMIE : excès d'urée dans le sang et l'urine.
— Voir à Urémie.

BALLONNEMENT : voir à Aérophagie.

BILE :
— Insuffisante : Anis vert, Boldo, Camomille, Lavande, Romarin, + en phyto : Chicorée, Pissenlit.
— Fluidité insuffisante : Boldo, Carotte, Citron, Romarin, + en phyto : Artichaut Bardane, Chicorée.
— Faciliter l'évacuation : Carotte, Menthe pouliot, + en phyto : Combretum, Millefeuille, Eupatoire, Radis noir.

BLESSURES (plaies et coupures) :
— Aspic, Cajeput, Camomille, Citron, Géranium, Eucalyptus, Lavande, Lavandin, Niaouli.

BOUFFEES DE CHALEUR :
— Aubépine , Cyprès, sauge off., Valériane.
— voir aussi à Ménopause.

BOULIMIE : recherche des causes psychiques.
— Angélique, Basilic, Romarin, Valériane.

BOURDONNEMENT D'OREILLE : diagnostic médical.
— Causes possibles : hypertension, artériosclérose, hépatisme...
— Aubépine, Mélisse, Myrte, Oignon.

BRONCHITES (rhume, rhinite) :
— Angélique, Cajeput, Citron, Copahu, Eucalyptus, Hysope, Inule odor., Menthe, Niaouli, Origan, Pin, Ravensara, Romarin, Sarriette, sauge off., Thym.

BRULURES (1er et 2me degré) : appliquer pur le mélange à parts égales des huiles essentielles suivantes :
— Camomille, Eucalyptus, Géranium, Lavande, Niaouli, Romarin, Sauge off.

BRULURES D'ESTOMAC :
— voir à Acidité stomacale.
— Basilic, Citron.

CALCULS :

— BILIAIRES : Boldo, Bouleau, Carotte, Citron, Fenouil, Genévrier, Muscade, Oignon, Pin, Romarin, Térébenthine.
— RENAUX : Ail, Bouleau, Citron, Eucalyptus, Fenouil, Genévrier, Géranium, Hysope, Reine des Prés, Sauge off., Serpolet.

CALMANT (antispasmodique, sédatif, tranquillisant, et dans bien des cas régulateur) : actions souvent générale avec indications particulières mentionnées entre parenthèses :

— Angélique (nerveux, digestif), Anis vert (nerveux, digestif, cardio-vasculaire, musculaire), Aspic (de l'exitabilité cérébro-spinale), Fenouil (nerveux, digestif, insomnie), Lavande (de l'exitabilité cérébro-spinale, respiratoire, cardiaque, insomnie), Mandarine (modérateur du sympathique, cardio-vasculaire, insomnie nerveuse), Marjolaine (psychique, système sympathique, nerveux, digestif, génital, insomnie), Mélisse (émotivité, insomnie nerveuse, migraine digestive, spasmes, vertiges, asthme), Néroli (cardio-vasculaire, tachycardie, digestif, nerveux, insomnie), Orange (nerveux, digestif, insomnie), Sauge off. (nerveux digestif, respiratoire), Thuya (urinaire, de la prostate), Thym (nerveux, digestif, spasmes), Verveine (nerveux, digestif, vertiges), Ylang (exitabilité réflexe, respiratoire, tachycardie).

CALVITIE (alopécie) : fortifiant de la chevelure

— Camomille, Cèdre, Citron, Lavande, Romarin, Sauge off., Sauge sclarée, Serpolet, Thym, Ylang.

CANCERS : tumeurs malignes

— Consultation
— Changement de régime alimentaire et de vie...
  Plusieurs médecins chercheurs et thérapeutes mentionnent pour la prévention et le traitement :

— Ail, Cyprès, Estragon, Cerfeuil, Genièvre, Géranium, Girofle, Hysope, Livèche, Menthe pouliot, Menthe sylvestre, Oignon, Persil, Pin baumier, Sauge off., Thuya.

CAPILLAIRE (fragilité des vaisseaux) :

— Anis vert, Carotte, Céleri, Citron, Orange, Origan vulg., Pamplemousse, Raifort.

CATARACTE : affection de l'œil pouvant aboutir à l'opacité du cristallin.

— Consultation.
— Gingembre, Mélèze, Lavande fine (en usage interne).
— Hydrolat aromat. de Gingembre (en usage externe).

CELLULITE : voir à Amaigrissement.

CEPHALEES : voir à Migraines.

CHEVEUX :
— GRAS : Cèdre, Lavande, Citron, Pin.
— SECS : Géranium, Mélisse, Romarin, Serpolet, Ylang.
— NORMAUX : Sauge off., Thym.
— A PELLICULES : Lavande et Cade (0,5%).
— Chute des cheveux : voir à calvitie.

CHLOROSE : état anémique se rencontrant surtout chez les jeunes filles.
— voir à Anémie.
— Angélique, Camomille, Carotte, Lavande, Pin, Romarin, Serpolet, Thym doux

CHLORUREMIE : excès de chlorures dans le sang.
— Bouleau, Fenouil, Inule h., Oignon, Persil, Reine des Prés, Sureau.

CHOLECYSTITE : inflammation de la vésicule biliaire.
— voir à Calcul biliaire.
— Boldo, Buis, Eucalyptus, Mélisse, Menthe poivrée, Orange, Pin sylvestre, Romarin, Thym, Valériane.

CHOLESTEROL (excès) :
— Angélique, Citron, Fenouil, Hysope, Oignon, Romarin, Sauge, Thym.

CIRCULATION SANGUINE (mauvaise) :
— Ail, Anis vert, Bay de St Thomas, Bouleau, Camomille, Cannelle, Carotte, Citron, Cyprès, Oignon, Romarin, Sauge off., Thym.

CIRRHOSE :
— Consultation.
— Boldo, Carotte, Bouleau, Genièvre, Oignon, Romarin, Sureau.

COLIBACILLOSE : infection de colibacilles.
— voir à cystile.

COLIQUES : douleurs aigües de l'intestin ou des conduits biliaires et urinaires, souvent liées aux mouvements des calculs.
— Diagnostic médical.
— INTESTINALES : Anis vert, Basilic, Bergamotte, Camomille, Carvi, Cumin, Genièvre, Hysope, Marjolaine, Mélisse, Menthe poivrée, Romarin, Sarriette Sauge off., Serpolet.
— HEPATIQUES : Anis vert, Boldo, Genièvre, Menthe poivrée, Muscade, Pin sylvestre, Romarin, sauge off., Thym.
— NEPHRETIQUES : Bouleau, Eucalyptus, Genévrier, Géranium, Sauge off.

COLITES :
— Inflammation du colon.
— voir à intestins.

CONDYLOME : petite tumeur cutanée se développant vers l'anus ou les organes génitaux.
— voir à verrues.

CONGESTIONS : accumulation morbide du sang dans une partie du corps
— CEREBRALE (apoplexie) : consultation ; Aubépine ; en bain de pied : Moutarde.
— HEPATIQUE : voir à Foie ; Buchu.
— PELVIENNE : Cyprès, Thuya.
— PULMONAIRE : consultation ; Eucalyptus, Millepertuis ; en usage externe : Lavande, Moutarde, Raifort, Romarin.

CONJONCTIVITES et OPHTALMIES : inflammation des paupières, blépharites, orgelets.
— Jamais d'H.E. dans les yeux.
— Traitement externe uniquement avec des tisanes ou des H.A. de plantes ophtalmiques (bleuet, Camomille, Mauve, Plantain, Euphraise).
— Les H.E. suivantes par voie interne : Camomille, Carotte, Citron, Fenouil, Gingembre, Girofle, Romarin.

CONSTIPATION :
— Camomille, Carotte, Coriandre, Estragon, Fenouil, Genévrier, Orange, Romarin, Rose, Serpolet, Térébenthine.

CONTUSIONS (ecchymoses, traumatismes, entorses, foulures) :
— Aneth, Aspic, Camomille, Cannelle, Hysope, Lavande, Romarin, Sauge off., Thym et, bien sûr, Teinture d'Arnica.

CONVALESCENCE :
— Bornéol, Citron, Cannelle, Laurier noble, Romarin, Sauge off., Serpolet, Thym.

COQUELUCHE :
— Ail, Anis vert, Basilic, Camomille, Cyprès, Eucalyptus, Lavande, Niaouli, Pin, Romarin, Serpolet, Thym.

CORS (durillons, verrues, papillomes) :
— Ail, Aspic, Cade, Mirte, Thuya + en phyto (suc frais de chélidoine).

CORYZA (ou Rhume de cerveau) : inflammation de la muqueuse des fosses nasales.
— Citron, Marjolaine, Niaouli, Thym.

COUPS DE SOLEIL :
— mêmes H.E. que pour les brûlures mais diluées à 25% dans de l'huile (olive, ou Sésame, ou Amande douce).

COURBATURES FEBRILES :
— voir à Grippe.
— Cannelle, Lavande, Romarin, Thym.

COURBATURES MUSCULAIRES :
— Camomille, Genièvre, Menthe poivrée, Mélisse, Romarin, Thym doux.
— en usage externe : Cannelle, Poivre, Romarin, Serpolet.

CRAMPES DES MEMBRES :
— Anis vert, camomille, Marjolaine, Persil, Sauge off., Valériane.
— en usage externe : Baume du Pérou, Bornéol, Camphre, Lavandin, Marjolaine, Romarin.
— D'ESTOMAC : voir à Gastralgie.

CREVASSES : voir à Gerçures.

CROISSANCE DIFFICILE :
— Carotte, Citron, Oignon, Persil, + en phyto : Prêle, Ortie, Consoude.

CYSTITE (colibaciliose et autres affections urinaires) : inflammation de la vessie.
— Baume du Canada, Bergamote, Bornéol, Buchu, Cajeput, Camomille, Citron, Copahu, Eucalyptus, Genévrier, Girofle, Lavande, Thym, Niaouli, Origan, Persil, Pin, Santal, Térébenthine, Thym.

DARTRES : forme d'eczéma du visage avec une fine desquamation non inflammatoire.
— voir à Dermatoses.
— Baume de Tolu, Baume du Pérou, Benjoin, Bouleau, Camomille, Carotte, Citron, Géranium, Sauge off., Sureau, Verveine.

DEMINERALISATION (décalcification) :
— Citron, Céleri, Lavande, Romarin, Sauge off., + en phyto : Ortie, Grande Consoude, Prêle + Chlorure de magnésium, Pollen.

DENTS (entretien, caries, maux de) : voir dentiste.
— voir Déminéralisation.
— Camomille, Citron, Girofle, Sauge off., Thym, + en phyto : Prêle.

DEPRESSION NERVEUSE :
— Hygiène vitale : mouvements respiratoires, relaxation, nourriture saine, suppression du stress.
— voir à Déminéralisation.
— Bornéol, Camomille, Carotte, Encens, Lavande, Marjolaine, Mélisse, Muscade, Sauge off., Serpolet, Thym.

DEPURATIF : voir à Sang.

DERMATOSES (dartres, maladies de la peau) :
— Régime atoxique, draineur, dépurateur.
— Bouleau, Cade (usage externe), Cajeput, Camomille, Carotte, Cèdre, Citron, Genévrier, Géranium, Hysope, Lavande, Palmarosa, Patchouli, Sassafras, Sauge off., Thym doux.

DESINFECTION DE L'EAU DE BOISSON :
— Citron, Niaouli (dilués préalablement dans 9/10 d'alcool à 90°).

DESINFECTION DES HABITATIONS, CHAMBRES DES MALADES :
— Cajeput, Eucalyptus, Genévrier, Lavande, Niaouli, Sauge, etc...

DIABETE SIMPLE :
— Camomille, Carotte, Eucalyptus globulus, Fenouil, Genièvre, Géranium, Menthe, Oignon, Romarin, sauge off.

DIARRHEE (dysenterie, entérite) :
— Ail, Angélique, basilic, Camomille, Cannelle, Carotte, Citron, Genévrier, Géranium, Gingembre, Girofle, Lavande, Menthe poivrée, Noix de muscade, Marjolaine, Orange, Reine des prés, Santal, Sauge off., Serpolet.

DIGESTION (lente, difficile, douloureuse) :
— Aneth, Anis vert, Basilic, Bigarade, Camomille, Cannelle, Citron, Coriandre, Cumin, Estragon, Fenouil, Genièvre, Gingembre, Girofle, Hysope, Lavande, Marjolaine, Mélisse, Menthe poivrée, Muscade, Origan, Sarriette, Sauge off., Serpolet, Thym, Verveine.

DIURETIQUE :
— Ail, Aneth, Aspic, Anis vert, Bouleau, Carvi, Citron, Cyprès, Estragon, Fenouil, Genièvre, Laurier noble, Lavande, Menthe poivrée, Oignon, Orange, Origan, Reine des prés, Romarin, Sassafras, Sarriette, Sauge off, Serpolet Térébenthine, Thym.

DOS (mal de) : diagnostic, ostéopathie.
— en usage externe : Baume du Pérou, Bornéol, Camphre, Camomille, vetyver, Wintergreen.

DYSENTERIE :
— voir à Diarrhée.
— Ail, Cajeput, Citron, Niaouli, Rose, Thym + en phyto : Grande Consoude, Ortie, Renouée, Tormentille.

DYSHIDROSE : Vésicules brûlantes entre les doigts des mains et des pieds.
— Bouleau, Genièvre, Persil, Reine des Prés, Romarin.
— en usage externe : Cyprès, Lavande, Pin, Sauge off.

DYSMENORRHEE : menstruations difficiles et douloureuses ; voir à Règles.

DYSPEPSIE : digestion difficile et douloureuse.
— voir à Aérophagie, Digestion.
— Hyposthénique : Carvi, Bergamote, Calamus, Menthe poivrée et pouliot, Origan, Romarin - dans l'elixir de papaïne.
— douloureuse : Anis vert, Basilic, Calamus, Menthe poivrée, Millepertuis, Lavande fine.

ECCHYMOSES : voir à Contusions.

ECZEMA :
— SEC : Bergamote, Camomille, Carotte, Cèdre, Géranium, Hysope, Lavande Romarin, Sauge off.
— SUINTANT : Cade (usage externe), camomille, Carotte, Genévrier, Hysope Myrrhe, Romarin, Sassafras, Sauge off.

EMPHYSEME PULMONAIRE : dilatation lésionnelle exagérée et permanente des bronches.
— Ail, Cyprès, Eucalyptus, Hysope, Lavande, Oignon, Thym.

ENGELURES :
— Aspic, Baume du Pérou, Bornéol, Camomille, Cèdre, Céleri, Citron, Géranium, Lavandin, Niaouli, Oignon (bains de pieds, froids, 2 fois par jour).

ENGORGEMENT DES SEINS :
— Cerfeuil, Cumin, Fenouil, Géranium, Menthe poivrée, Persil.

ENROUEMENT :
— Calamus, Badiane, Citron, Cyprès, Menthe pouliot, Rose, Thym.

ENTERITE : inflammation des muqueuses intestinales avec diarrhée ou constipation.
— voir à Diarrhée.

ENURESIE : incontinence d'urine, «pipi» au lit.
— Cyprès, Genièvre (baies), reminéralisants.

EPIDEMIE (prévention) :
— par voie interne et externe, diffusion, nébulisation : Citron, Eucalyptus, Genévrier, Lavande, Niaouli, Pin, Thym.

EPILEPSIE :
— Consultation.
— Basilic, Cajeput, Mandarine, Romarin, à petite dose, Térébenthine, Thym.

ESCARRES : voir à Plaies atones.

ESTOMAC : voir à Digestion et Gastralgies.

EXTINCTION DE VOIX : voir à Enrouement et Aphonie.

EXTREMITES FROIDES : voir à Circulation.

FAIBLESSE ET FATIGUE GENERALE : voir Asthénie, Anémie.

FERMENTATION PUTRIDE : voir Aérophagie, Colique intestinale.

FIBROME : tumeur bénigne formée de tissus fibreux.
— Consultation.
— Cyprès, Origan, Sauge off., + en phyto : Achillée millefeuille, Consoude, Ortie, Prêle.

FIEVRE : si elle persiste plus de quelques jours, consultation.
— Angélique, Bergamote, Camomille, Bornéol, Cannelle, Cyprès, Eucalyptus, Girofle, Niaouli, Romarin, Sauge, Serpolet, Thym, Ylang.

FISTULES ANALES :
— Lavande, Niaouli.

FOIE (troubles et affections, hépatisme, ictère) :
— Anis vert, Bouleau, Boldo, Camomille, Carotte, Céleri, Citron, Fenouil, Genièvre, Menthe poivrée et pouliot, Ravensara, Romarin, Sauge, + en phyto, jus de Radis noir, Teinture de Pissenlit et Artichaut.

FOULURES : voir à Contusion.

FRIGIDITE : voir à Impuissance.

FRILOSITE :
— Déterminer la cause.
— Cannelle, Gingembre, Muscade, Romarin, Sauge, Serpolet.

FURONCLES (Furonculose) :
— Régime atoxique.
— Bergamote, Camomille, Cannelle, Carotte, Citron, Genièvre, Niaouli, Santal Sarriette, Sauge, Thym.

GALE : parasite se déplaçant sous la peau en provoquant des démangeaisons ; contagieux.
— Ail, Cannelle, Citron, Girofle, Lavande, Menthe poivrée, Romarin, Térébenthine, Thym.

GANGLION (Adénite : inflammation ou engorgement des ganglions lymphatiques) :
— Bouleau, Carotte, Pin sylvestre, Romarin, Sauge off.

GASTRALGIES - GASTRITES : douleurs de l'estomac, inflammation de la muqueuse de l'estomac.
— Angélique, Cannelle, Citron, Estragon, Fenouil, Millepertuis, Romarin, Sarriette.
— voir à Digestion.

GENCIVE (les fortifier), gengivite :
— Citron, Fenouil, Origan, Sauge.

GERÇURES :
— Baume du Pérou, Benjoin, Bornéol, Carotte, Citron, Oignon, Santal, Térébenthine.

GLOSSITE : lésion inflammatoire de la langue.
— voir à Gencives.
— Citron, Genièvre, Géranium, Menthe poivrée, Rose, Sauge off.

GOITRE :
— Consultation.
— Ail, Marjolaine à coquilles, Oignon.
— en usage externe : Lavande, Romarin.

GOUTTE :
— voir à Rhumatisme.
— Régime sans viande, tomate, épinard, excitants.
— Ail, Basilic, Bouleau, Cajeput, Camomille, Citron, Genévrier, Pin, Romarin, Thym.
— en usage externe : Pin, Sassafras, Térébenthine.

GRIPPE :
— Cajeput, Camomille, Cannelle, Citron, Cyprès, Eucalyptus, Girofle, Hysope, Lavande, Niaouli, Pin, Ravensara, Romarin, Sauge, Thym.

HALEINE FETIDE : soigner foie, estomac, dents.
— Anis, Calamus, Camomille, Cardamome, Citron, Coriandre, Fenouil, Menthe, Orange, Serpolet, Thym.

HEMIPLEGIE : paralysie de la moitié du corps souvent due à une lésion cérébrale dans l'hémisphère opposé.
— en complément des soins médicaux : Cyprès, Mélilot, Valériane.

HEMORRAGIES :
— Consultation.
— Aspic, Bergamote, Cannelle, Citron, Cyprès, Genièvre, Géranium, Lavande Serpolet, Thym.

HEMORROÏDE :
— voir à Hémorragie.
— Régime atoxique.
— Lavande en application externe.

HEPATITE : voir à Foie.

HERPES : affection virale formant des vésicules au visage et aux parties génitales.
— Citron, Géranium, Sarriette.
— en usage externe : Hysope, Genièvre, Lavande, Sarriette.

HOQUET :
— Estragon, Aneth, Anis vert, Calament, Carvi, Coriandre, Cumin, Fenouil, Marjolaine, Mélisse, Origan.

HYDROPISIE : rétention de liquide dans les tissus conjonctifs.
— Consultation.
— Purgatifs, diurétiques.
— Ail, Genièvre, Oignon, Térébenthine, Reine des prés.

HYPERTENSION ARTERIELLE :
— Ail, Aubépine, Basilic, Bouleau, Carotte, Citron, Genièvre, Lavande, Marjolaine, Muscade, Ylang.

HYPOTENSION ARTERIELLE :
— Aubépine, Cannelle, Hysope, Romarin, Sauge off., Thym.

IMPETIGO : affections de la peau avec éruption, puis formation de croûtes (streptocoque, staphylocoque) :
— Voir à Dermatoses et à Peau.

IMPUISSANCE :
— Anis vert, Bornéol, Cannelle, Genévrier, Gingembre, Girofle, Menthe poivrée, Muscade, Oignon, Pin, Romarin, Rose, Bois de rose, Santal, Sarriette, Ylang.

INDIGESTION :
— Anis vert, Calamus, Camomille, Carvi, Citron, Coriandre, Cumin, Estragon, Fenouil, Gingembre, Marjolaine, Mélisse, Menthe, Romarin, Sauge, Serpolet, Thym, Verveine.

INFECTIONS : presque toutes les H.E. sont antiseptiques et bactéricides, et plus particulièrement :
— PULMONAIRES : Cajeput, Cyprès, Eucalyptus, Girofle, Hysope, Lavande, Niaouli, Pin, Sauge off.
— INTESTINALES : Basilic, Camomille, Cannelle, Géranium, Lavande, Menthe, Romarin, Thym, Verveine.
— GENITO-URINAIRES : Cajeput, Citron, Eucalyptus, Fenouil, Genièvre, Géranium, Lavande, Niaouli, Pin, Santal, Sauge off., Thym.

INSECTES : voir à Morsures.

INSOMNIE d'origine :
— DIGESTIVE : Anis vert, Basilic, Camomille, Mandarine, Marjolaine, Mélisse Lavande, Orange, Verveine.
— HEPATIQUE (réveil autour des 3 heures) : Boldo, Fenouil, Genièvre.
— NERVEUSE : Anis vert, Basilic, Marjolaine, Mélisse, Valériane, Verveine.
— CARDIAQUE, CIRCULATOIRE et RESPIRATOIRE : Anis vert, Aubépine, Lavande, Valériane, Thym.

INSUFFISANCE HEPATIQUE (ictère, jaunisse) : voir à Foie.

INTESTINS (entérites, colite, infections) :
— Anis vert, Basilic, Bergamote, Cajeput, Camomille, Cannelle, Géranium, Genièvre, Lavande, Menthe poivrée, Niaouli, Romarin, Thym, Verveine, Ylang.

IRRITABILITE, NERVOSITE :
— Anis vert, Aspic, Basilic, Camomille, Cyprès, Genièvre, Lavande, Marjolaine, Orange.

IVRESSE :
— Ne plus boire d'alcool !
— Citron, Menthe poivrée, Persil, + en phyto : Chou, Oignon, Poireau, Radis noir.

JAMBES ENFLEES :
— Déterminer les causes.
— Géranium, Persil, Sauge off., Sureau, + oligo-éléments : manganèse, cobalt.

JAUNISSE : voir à Foie.

LACTATION : voir à Allaitement.

LARYNGITE : inflammation localisée au fond de la gorge (larynx).
— Cajeput, Carotte, Géranium, Lavande, Persil, Pin, Sauge off., Serpolet.

LEUCORRHEES : voir à Pertes blanches.

LITHIASES : voir à Calculs.

LUMBAGO :
— Cajeput, Camomille, Encalyptus, Gingembre, Lavande, Marjolaine, Sassafras, Térébenthine.

LUPUS : affection inflammatoire à évolution prolongée de la peau du visage
— Consultation.
— Girofle, Romarin, Sarriette, Thym.
— en usage externe : Baume du Pérou, Benjoin, Encens, Myrrhe.

LYMPHATISME : développement anormal des ganglions.
— voir à Ganglion.

MAIGREUR :
— Consultation.
— H.E. apéritives et toniques.
— Carotte, Gingembre, Oignon, Romarin, Sauge off., + en phyto : fenugrec, vitamine B.

MEMOIRE (faiblesse de la) :
— Basilic, Citron, Coriandre, Girofle, Oignon, Persil, Romarin, Sarriette, Sauge off.

MENOPAUSE (troubles de la) :
— Ail, Aubépine, Camomille, Cyprès, Genièvre, Lavande, Mandarine, Menthe poivrée, Néroli, Orange, Persil, Romarin, Sauge off., Valériane.

MENINGITE : inflammation microbienne des méninges.
— Consultation rapide.
— Citron, Cannelle, Sauge off., Thym.

MENSTRUATION : voir à Règles.

METRITE : inflammation de l'utérus.
— voir à Pertes blanches.
— Citron, Eucalyptus radiata, Fenouil, Origan, Sarriette.

MIGRAINE (céphalées, maux de tête) :
— Déterminer et soigner la cause : hépatisme, digestion, constipation, hypertension, problèmes vertébraux.
— voir détail à Calmants et à Insomnies.
— Anis vert, Basilic, Camomille, Citron, Eucalyptus, Lavande, Marjolaine, Mélisse, Menthe poivrée, Orange, Romarin.

MITES (les éloigner) :
— Citron, Girofle, Lavande, Lavandin.

MORSURES, PIQURES (abeilles, guêpes, puces, punaises, moustiques,... serpents) :
— Aspic, Bergamote, Camomille, Citron, Cyprès, Géranium, Lavande, Lavandin, Menthe poivrée, Muscade, Niaouli, Oignon, Palmarosa, Patchouli, Sassafras, sauge off.

MOUSTIQUES (les éloigner) :
— Citronnelle, Eucalyptus, Géranium, Girofle, Lemongrass, Menthe poivrée et pouliot.

MYCOSES : affection parasitaire provoquée par des champignons.
— Soigner le foie, et flore intestinale.
— Carotte, Laurier noble, Lavande, Myrrhe, Patchouli, Sarriette, Sauge off + en phyto : Cerfeuil, Guimauve, Myrtille.

NAUSEES :
— voir à Vomissements.
— Déterminer les causes.
— Régime atoxique.
— Angélique, Marjolaine, Millepertuis, Menthe poivrée, Romarin, Valériane.

NERVOSITE : voir Irritabilité et Calmant.

NEPHRITE : inflammation des reins.
— Angélique, Bouleau, Cajeput, Camomille, Carotte, Citron, Eucalyptus, Fenouil, Genièvre, Lavande, Menthe poivrée, Niaouli, Romarin, Serpolet, Thym.

NERFS, NEURASTHENIE : voir à Angoisse et Calmant.

NEVRALGIE et DOULEURS :
— DENTAIRES : Cajeput, Genévrier, Girofle, Menthe poivrée, Muscade.
— FACIALES (éviter les yeux) : Camomille, Géranium, Menthe poivrée.
— RHUMATISMALES (intercostales, sciatiques, lumbago) : Anis vert, Aspic, Bornéol, Camomille, Eucalyptus, Genièvre, Gingembre, Lavande, Lavandin, Marjolaine, Muscade, Pin, Romarin, Sassafras, Serpolet, Térébenthine Vetyver.

NEVRITE : inflammation des nerfs.
— Consultation.
— Mélisse, Menthe poivrée, Thym, Verveine.

OBESITE : voir à Amaigrissement et Diurétique.

OEDEMES : infiltration séreuse et gonflement des tissus sous-cutanés.
— Consultation.
— Origine à préciser.
— Ail, Bouleau, Genièvre, Oignon, Persil, Reine des prés, Térébenthine.

OLIGURIE : diminution de la quantité des urines.
— Consultation.
— Boire de l'eau et des tisanes.
— Ail, Anis, Bouleau, Carotte, Fenouil, Genièvre, Lavande, Livèche, Menthes Oignon, Persil, Reine des prés, Romarin, sauge off., Serpolet, Thym.

ONGLES CASSANTS :
— voir à Déminéralisation.
— Citron, Ylang.

OPHTALMIE : inflammation de l'œil.
— voir à Conjonctivite.

ORCHITE : inflammation des testicules (blennorragie, oreillons).
— Consultation.
— Camomille, Citron, Mélilot, Millepertuis, Origan, Sarriette.

OREILLONS : inflammation due à un virus des glandes parotides (épidémie).
— Consultation.
— Attention aux complications génitales, pancréatiques et méningées.
— Aspic, Camomille, Cyprès, Eucalyptus, Niaouli, Origan, Sauge, Sureau.

OS : voir à Déminéralisation et Rachitisme.

OTITES : inflammation de l'oreille.
— Consultation.
— en usage interne : Ail, Camomille, Cannelle, Eucalyptus radiata, Lavande, Niaouli, Oignon, Thym doux.
— en usage externe : Lavande fine, Eucalyptus radiata (légèrement dilué dans de l'huile).

OXYURES : petits vers occasionnant des démangeaisons anales, parfois vulvaires.
— voir à Parasites intestinaux.

OZENE : affection du nez avec formation de croûte et perte d'odorat.
— Dépuratif, respiratoire.
— Ail, Carotte, Eucalyptus radiata, Genièvre, Persil, Sauge off., Sauge sclarée.

PALPITATIONS :
— Anis, Angélique, Aubépine, Aspic, Carvi, Lavande, Menthe poivrée, Néroli, Oranger, Romarin, Valériane, Ylang.

PALUDISME (malaria) :
— Angélique, Bergamote, Bouleau, Camomille, Cannelle, Citron, Cyprès, Eucalyptus globulus, Muscade, Persil, Valériane.

PANARIS :
— Voir à Abcès.
— Camomille romaine, Carotte, Oignon.

PAPILLOME : tumeur bénigne en forme de papille, se développant sur la peau ou les muqueuses.
— Voir à Verrues.

PARALYSIE :
— Basilic, Camomille, Laurier noble, Marjolaine, Mélisse, Menthe sylvestre, Muscade, Romarin, Sauge off., Thym.
— Séquelles : Camomille, Genévrier, Lavande, Romarin.
— Agitante : Romarin, Valériane, Teinture d'Arnica.

PARASITES INTESTINAUX :

— Ail, Aneth, Anis, Armoise, Bergamote, Cajeput, Camomille, Cannelle, Cardamome, Carvi, Chénopode, Citron, Estragon, Eucalyptus, Fenouil, Girofle, Hysope, Lavande, Menthe poivrée, Menthe pouliot, Moutarde, Muscade, Myrrhe, Niaouli, Oignon, Santoline, Sarriette, Térébenthine, Serpolet, Thym à thymol, Thuya.
— anguillules : Chénopode.
— ankylostomes : Chénopode, Thym.
— ascaris : Ail, Armoise, Camomille, Chénopode, Eucalyptus, santoline, Thym
— oxyures : Ail, Armoise, Camomille, Chénopode, Citron, Eucalyptus, Thym.
— taenia : Ail, Térébenthine, Thym + en phyto : semence de Courge.
— trichocéphales : Camomille matricaire, Thym, + en phyto : Pyrèthre, Tanaisie.

PAUPIERES (inflammation) :

— voir à Conjonctivite.
— Pas d'H.E. mais des infusions.

PEAU : voir à Dermatose.

— AFFECTIONS ET MALADIES DE LA PEAU : Ail, Angélique, Aspic, Baume du Canada, Baume de Tolu, Baume du Pérou, Benjoin, Bergamote, Bornéol Bouleau, Cade, Camomille, Camphre, Carotte, Cèdre, Citron, Cyprès, Elémi, Eucalyptus, Encens, Géranium, Girofle, Gurjum, Hysope, Laurier, Lavande, Lavandin, Menthes, Moutarde, Muscade, Myrrhe, Myrte, Néroli, Niaouli, Oignon, Orange, Origan, Palmarosa, Patchouli, Persil, Romarin, Rose, Santal, Sauge off., Sauge sclarée, Serpolet, Styrax, Térébenthine, Thuya, Thym, Ylang.
— SOIN DE LA PEAU ET DU VISAGE Aspic, Benjoin, Bergamote, Camomille Carotte, Cèdre, Citron, Encens, Géranium, Lavande, Lavandin, Myrrhe, Néroli, Orange, Palmarosa, Patchouli, Romarin, Rose, Bois de rose, Santal, Sauge sclarée, Ylang.
— PEAU GRASSE : Benjoin, Camomille, Carotte, Lavande, Marjolaine, Menthe sylvestre, Orange, Origan, Patchouli, Sauge off.
— PEAU SECHE : Benjoin, Carotte, Citron, Genièvre, Origan, Palmarosa, Patchouli, Romarin, Sauge off.
— PEAU IMPURE (comédons, points noirs, boutons) : Cajeput, Géranium, Lavande, Millepertuis, Palmarosa, Patchouli, Sauge off., Sauge sclarée, Santal.
— RIDES : Carotte, Citron, Géranium, Lavande, Orange, Origan, Palmarosa, Patchouli, Romarin, Rose, Santal.
— HUILES ANTI-RIDES : Carotte + Origan + Romarin ; 2 ml de chaque dans de l'huile vierge de germe de blé, amande douce, olive, 30 ml de chaque, ou Citron + Géranium + Lavande, 2 ml de chaque, dans de l'huile vierge de germe de blé, de sésame, de tournesol, 30 ml de chaque.

PEDICULOSE (poux, gale) :

— Aspic, Baume du Canada, Baume du Pérou, Cade, Camomille, Cannelle, Citron, Eucalyptus, Géranium, Girofle, Laurier d'A., Lavande, Lemongrass, Limette, Menthe poivrée, Menthe pouliot, Moutarde, Muscade, Niaouli, Origans , Romarin, Serpolet, Térébenthine, Thym.

PELADE : dermatose des régions pileuses avec chute de poils.
— Sauge off., Sauge sclarée.

PELLICULES : voir à Cheveux.

PERICARDITE : inflammation du péricarde (enveloppe séreuse du cœur).
— Consultation.
— Bouleau, Genièvre, Oignon, Sureau.

PERTES BLANCHES : constituent généralement un mode d'élimination des toxines.
— Régime atoxique.
— Benjoin, Cajeput, Camomille, Cannelle, Citron, Copahu, Cubèbe, Encens, Eucalyptus, Genièvre, Lavande, Menthe poivrée, Niaouli, Persil, Romarin, Santal, Sassafras, Sauge off., Thym doux.

PERTES ROUGES :
— voir à Hémorragie.
— Consultation.

PERTES SEMINALES :
— Lavande, Marjolaine, Romarin, Sauge off.

PHARYNGITE :
— Cajeput, Eucalyptus globulus, Lavande, Niaouli, Pin sylvestre.

PHLEBITE : inflammation des veines par état toxique ou infectieux avec danger de coagulation du sang localement.
— Consultation.
— Anis vert, Citron, Cyprès.

PHLEGMONS : inflammation du tissu cellulaire ou conjonctif.
— voir à Abcès.
— Consultation.

PHTIRIASE : maladie de la peau produite par les poux.
— voir à Pédiculose.

PIQURES : voir à Morsures.

PLAIES :
— voir à Blessures.
— PLAIES ATONES, GANGRENEUSES, CANCEREUSES : Ail, Aspic, Benjoin, Cajeput, Carotte, Genièvre, Girofle, Lavande, Millepertuis, Myrrhe, Niaouli, Oignon, Origan, Romarin, Rose, Sarriette, Sauge off., Thym doux.
— PLAIE INFECTEE : Ail, Anis, Aspic, Baume du Canada, Baume du Pérou, Baume de Tolu, Benjoin, Bergamote, Cajeput, Camomille, Citron, Cyprès, Eucalyptus, Géranium, Girofle, Hysope, Lavande, Palmarosa, Patchouli, Romarin, Rose, Sarriette, Sauge off., Serpolet, Styrax, Thym doux.

PLETHORE : surabondance de sang et d'humeurs dans l'organisme.
— Consultation.
— Sudorifique.
— Bouleau, Genévrier, Hysope, Moutarde, Oignon, Raifort, Sureau.

PNEUMONIE : inflammation du parenchyme pulmonaire (pneumocoque).
— Consultation.
— Sudorifique.
— Bornéol, Citron, Eucalyptus globulus, Lavande, Moutarde, Niaouli, Pins, Raifort.

POLYPE : petite tumeur bénigne se produisant dans une cavité naturelle.
— Basilic, Thuya.

POUMONS : voir à Affections pulmonaires, Bronchites.

POUX : voir à Pédiculose.

PROSTATE (hypertrophie, congestion) :
— Consultation.
— Bouleau, Buchu, Cyprès, Oignon, Reine des prés, Thuya, + en phyto : teinture : Busserole, Bruyère, Prêle.
— infectée : Bouleau, Buchu, Genièvre, Myrte, Pin sylvestre.

PRURIT : affection des nerfs de la peau, provoquant des démangeaisons.
— Camomille, Cèdre, Menthe poivrée, Menthe pouliot,, en usage externe, dilué à 3%.
— VULVAIRE : Bergamote, Camomille, Géranium, Thym doux, en usage externe, dilué à 3%.
— ANAL : Géranium, Lavande, Romarin, en usage externe.

PSORIASIS : rougeurs squameuses provoquant une légère enflure de la peau.
— Bergamote, Bouleau, Cajeput, Lavande.

PSYCHASTHENIE : affaiblissement de l'esprit avec répercussion physique et psychique.
— voir à Angoisse et Calmant.
— Anis vert, Basilic, Marjolaine, Lavande, Sauge, Serpolet, Thym, Valériane.

PUCE, PUNAISE : voir à Morsure et Pédiculose.

PYELITE : inflammation du bassinet et du rein.
— Hélichryse gym., Millepertuis, Pin Sylvestre, Térébenthine, Thym.

PYORRHEE ALVEOLO-DENTAIRE : infection et inflammation des gencives
— voir à Gengivite.

RACHITISME :
— Angélique, Basilic, Camomille, Carotte, Genièvre, Gingembre, Lavande, Menthe poivrée, Muscade, Oignon, Persil, Pin, Raifort, Romarin, Sarriette, Sauge off., Serpolet, Thym doux.

RATE (déficience) :
— Millepertuis, Verveine, + en phyto : Bourdaine, Chardon Marie, Patience.

REGLES :
— ABSENCE : Armoise, Camomille, Cyprès, Menthes, Origans, Sauge off., Thym.
— INSUFFISANTES, INTERROMPUES : Armoise, Basilic, Fenouil, Carotte, Carvi, Cumin, Lavande, Livèche, Mélisse, Menthe, Muscade, Persil, Romarin, Santoline, Sauge off., Serpolet, Thym.

— DOULOUREUSES, IRREGULIERES : Angélique, Anis vert, Armoise, Cajeput, Camomille, Cumin, Cyprès, Estragon, Genièvre, Livèche, Menthes, Persil, Romarin, Sauge off., Serpolet.
— REGULATEUR : Armoise, Camomille, Menthes, Persil, + teinture de achillée millefeuille. Souci.
— TROP ABONDANTES (métrorragie, hémorragie utérine) : Consultation ; Cannelle, Cyprès, Genièvre, Géranium, Térébenthine, + en phyto : teinture d'Achillée-millefeuille, d'Alchemille.

REIN et VESSIE (affections et infections) :
— voir à Cystite et Colibacillose.
— Angélique, Baume du Canada, Baume du Pérou, Baume de Tolu, Bouleau, Buchu, Cajeput, Camomille, Citron, Copahu, Cubèbe, Fenouil, Gaïac, Genièvre, Girofle, Gurjum, Lavande, Menthe poivrée, Muscade, Niaouli, Oignon, Pin, Romarin, Santal, Sassafras, Sauge off., Serpolet, Térébenthine, Thym.

RHINO-PHARYNGITE : voir à Angine.

RHINITE : voir à Rhume.

RHUMATISME (arthritisme, arthrose) :
— Ail, Angélique, Bornéol, Bouleau, Cajeput, Camomille, Camphre, Céleri, Citron, Cyprès, Estragon, Eucalyptus, Fenouil, Gaïac, Galbanum, Genièvre, Hysope, Laurier noble, Lavande, Lavandin, Livèche, Macis, Menthes, Muscade, Niaouli, Oignon, Origans, Pins, Poivre, Reine des prés, Romarin, Sarriette, Sassafras, Sauge off., Serpolet, Térébenthine, Thym, Vetyver, Wintergreen.

RHUMATISME MUSCULAIRE :
— Ail, Angélique, Bornéol, Camomilles, Cyprès, Eucalyptus, Lavande, Lavandin, Origans, Pins, Romarin, Sauge off., Thym.

RHUME :
— voir à Bronchite et Grippe.
— Aneth, Angélique, Basilic, Cannelle, Citron, Eucalyptus, Genièvre, Hysope, Lavande, Lavandin, Menthes, Muscade, Niaouli, Romarin, Sauge, Serpolet, Thym.
— DE CERVEAU (rhinite) : Baume du Pérou, Benjoin, Bornéol, Citron, Eucalyptus, Marjolaine, Menthe, Niaouli, Oignon, Lavande, Pin, Thym.
— DES FOINS : voir à Asthme. Angélique, Eucalyptus, Fenouil, Hysope, Lavande, Marjolaine, Mélisse, Millepertuis, Niaouli, Verveine odor.

RIDES :
— Carotte, Citron, Palmarosa, Patchouli, Néroli, Orange, Rose, Bois de rose, Sauge sclarée.

ROUGEOLE, RUBEOLE, VARIOLE, SCARLATINE (et autres fièvres éruptives et infectieuses) :
— Ail, Angélique, Aspic, Bergamote, Bornéol, Cajeput, Camomille, Camphre, Cannelle, Cyprès, Eucalyptus, Lavande, Menthe poivrée, Muscade, Niaouli, Thym.

ROUGEURS DES NOURRISSONS :
— Carotte, Camomille, Palmarosa (dilués à 1 à 2% dans de l'huile d'amande douce).

SAIGNEMENT DES GENCIVES : voir à Gingivite.

SAIGNEMENT DU NEZ :
— Cyprès, Serpolet, Térébenthine.

SALPINGITE : inflammation des trompes utérines.
— Camomille, Citron, Eucalyptus, Millepertuis, Origan, Santal, Sarriette, + en phyto : Alchemille, Bardane.

SANG (troubles circulatoires) :
— voir à Circulation du sang.
— VICIE : dépuratifs ; Ail, Angélique, Bornéol, Bouleau, Calamus, Camomille, Carotte, Citron, Cyprès, Fenouil, Genièvre, Lavande, Menthe poivrée, Oignon, Orange, Pamplemousse, Persil, Romarin, Sarriette, Sassafras, Sauge off., Serpolet, Thuya, Wintergreen.
— EPAIS : Carotte, Citron, Inule odor.

SCARLATINE : voir à Rougeole.

SCIATIQUE : voir à Névralgie rhumatismale.

SCORBUT :
— Ail, Carotte, Citron, Gingembre, Oignon, Orange, Persil, Raifort.

SCROFULOSE : lymphatisme favorisant les infections banales, pouvant devenir chroniques (origine souvent alimentaire).
— voir à Ganglion, Anémie.
— Carotte, Cèdre, Céleri, Lavande, Oignon, Pin, Raifort, Sauge off., Thym.

SEBORRHEE : sécrétion trop forte des glandes cébacées (peau grasse, acné, calvitie)
— voir à Cheveux.

SEINS :
— ENGORGEMENT : Fenouil, Géranium, Menthes, Persil.
— INFLAMMATION (mastite) : Persil.
— GERÇURES, CREVASSE : Baume du Pérou, Benjoin, Bornéol, Carotte, Citron, Encens, Oignon, Santal, Térébenthine.

SENESCENCE : voir à Vieillissement.

SERPENT (morsure) : voir à Morsure
— Consultation.
— Sérum antivenimeux.
— Oignon, Lavande.

SINUSITE :
— Régime atoxique (généralement affection d'élimination).
— Bornéol, Camomille, Camphre, Citron, Eucalyptus, Genièvre, Lavande, Lavandin, Menthes, Niaouli, Pins, Thym.

SPASME :
— voir à Calmant.
— DIGESTIF : Angélique, Anis, Cannelle, Coriandre, Marjolaine.
— GASTRIQUE : Basilic, Cajeput, Carvi, Mélisse, Menthe poivrée.
— INTESTINAL : Ail, Angélique, Anis, Bergamote, Cajeput, Camomille, Cannelle, Carvi, Estragon, Fenouil, Girofle, Lavande, Menthe poivrée, Pin, Sarriette, Serpolet, Térébenthine.
— VASCULAIRE : Ail, Cyprès.

STERILITE :
— Bornéol, Coriandre, Genièvre, Géranium, Hysope, Menthe poivrée, Muscade, Oignon, Persil, Rose, Sarriette, Sauge off.

STIMULANTS :
— de la LEUCOCYTOSE (production de globules blancs) : Camomille, Citron, Thym.
— CEREBRAUX : Basilic, Girofle, Muscade, Oignon, Romarin, Sarriette, Thym.
— CIRCULATOIRES : Ail, Cannelle, Carvi, Muscade, Sauge off., Thym.
— DIGESTIFS : Ail, Anis vert, Camomille, Carvi, Estragon, Fenouil, Genièvre, Verveine.
— GENERAUX : Ail, Anis vert, Camomille, Citron, Coriandre, Estragon, Eucalyptus, Fenouil, Genièvre, Géranium, Girofle, Lavande, Menthe poivrée, Muscade, Oignon, Romarin, Sarriette, Sassafras, Sauge off., Thym.

— RESPIRATOIRE : Ail, Anis vert, Camomille, Cannelle, Pin, Ravensara.
— du SYSTEME NERVEUX : Basilic, Citron, Fenouil, Genièvre, Menthe poivrée, Oignon, Romarin, Sauge, Thym.

STOMATITE : inflammation de la muqueuse buccale.
— voir à Gencive, Gingivite.
— Citron, Genièvre, Géranium, Sauge.

SUEURS NOCTURNES EXCESSIVES : voir à Transpiration.

SURDITE : diminution de l'audition.
— Ail, Camomille, Citron, Cumin, Fenouil, Oignon, Sarriette (en usage externe : dilués à 5% dans de l'huile d'olive ou d'amande douce).

SURMENAGE PHYSIQUE ET INTELLECTUEL :
— voir à Asthénie.
— Angélique, Anis, Basilic, Coriandre, Hysope, Macis, Marjolaine, Mélisse, Menthe poivrée, Muscade, Néroli, Orange, Persil, Romarin, Sarriette, Thym.

SYNCOPE :
— en usage externe : Mélisse, Menthes, Moutarde, Raifort.

SYPHILIS, BLENNORRAGIE, GONORRHEE :
— Consultation.
— Ail, Baume du Canada, Baume du Pérou, Baume de Tolu, Bergamote, cajeput, Citron, Cubèbe, Gaïac, Genièvre, Niaouli, Persil, Pin, Poivre, Santal, Sassafras, Styrax, Térébenthine.

SYSTEME NERVEUX (rééquilibrant du) :
— Aspic, Cyprès, Gentiane, Marjolaine, Romarin.

TABAGISME (pour cesser de fumer) :
— Anis vert, Aubépine, Cannelle, Citron, Girofle, Sarriette, Sassafras, Sauge off.
— en inhalation : mélanger Coriandre + Eucalyptus camaldulensis + Fenouil + Géranium + Origan + Sassafras.
+ Acupuncture et Auriculothérapie.

TACHYCARDIE : accélération du rythme cardiaque ; voir à Palpitation.

TAENIA : voir Parasite intestinal.

TETANIE : contraction musculaire spasmodique (cause intoxication gastro-intestinale, maladie infectieuse, insuffisance des parathyroïdes, carence en calcium, magnésium).
— Consultation.
— Origan + Persil + Thym doux.
— Calcium, magnésium.

TEIGNE :
— Lavande, Lavandin, Camomille.

TENSION : voir à Hyper ou Hypotension.

TIQUE :
— Marjolaine, Lavande (à mettre sur le parasite).

TORTICOLIS :
— Bornéol, Cannelle, Marjolaine, Reine des prés.
— en usage externe : Camomille, Camphre, Lavandin, Marjolaine, Térébenthine.

TOUX :
— voir à Bronchite.
— CONVULSIVE, QUINTEUSE : Anis vert, Cyprès, Eucalyptus, Origans, Thym, Valériane.

TRACHEÏTE : voir à Angine, Bronchite, Grippe.

TRANSPIRATION :
— Citron, Eucalyptus, Genièvre, Hysope, Marjolaine, Menthe poivrée, Muscade, Niaouli, Oignon, Persil, Sarriette, Sauge, Serpolet, Thuya, Thym.

TRAUMATISME :
— Angélique, Carotte, Coriandre, Genièvre, Millepertuis, Sauge, + en phyto : teinture d'arnica.

TRICHOCEPHALES : voir à Parasites intestinaux.

TUBERCULOSE PULMONAIRE :
— Consultation.
— Ail, Baume du Canada, Baume du Pérou, Baume de Tolu, Benjoin, Bornéol, Cajeput, Carotte, Eucalyptus, Genièvre, Girofle, Gurjum, Menthe poivrée, Moutarde, Myrte, Niaouli, Pin, Poivre, Raifort, Rose, sauge off., Térébenthine, Thym.

TUMEURS : voir à Cancers.
— Consultation.

TYPHOÏDE : maladie infectieuse due au bacille d'Elberth, qui se multiplie dans l'intestin en provoquant une intoxication.
— Consultation.
— Fièvre typhoïdes : Ail, Bornérol, Cannelle, Citron, Lavande, Thym.
— Séquelles : voir à Intestin.

ULCERES :
— Hygiène vitale, diminution du stress, relaxation, respiration, manger au calme.
— voir à Abcès.
— d'ESTOMAC et d'INTESTINS : Angélique, Anis, Camomille, Carotte, Citron, Sauge, + en phyto : Consoude, Ortie, Réglisse, Souci.
— en usage externe : Ail, Camomille, Carotte, Ciste, Encens, Lavande, Menthes, Millepertuis, Myrrhe, Oignons, Romarin, Rose, Sauge off., Sauge sclarée, Thym.
— de JAMBES (variqueux) : voir à Plaie atone.
Ail, Carotte, Céleri, Ciste, Encens, Genièvre, Géranium, Millepertuis, Myrrhe, Pin, Sauge off., Serpolet

UREMIE : augmentation pathologique du taux d'urée dans le sang.
— Surveillance médicale.
— Angélique, Bouleau, Carotte, Calamus, Fenouil, Genièvre, Lavande, Marjolaine, Menthes, Oignon, Pin, Romarin, Sauge off., serpolet, Thym, + en phyto : Artichaut, Pissenlit.

URETRITE : inflammation des canaux des urètres.
— Consultation.
— Buchu, Cajeput, Eucalyptus, Fenouil, Niaouli, Santal, Térébenthine.

URTICAIRE :
— Recherche et traitement de la cause : drainage du terrain humoral, hépatisme, allergie...
— Régime atoxique.
— voir à Foie, Diurétique, Dépuratif, Antihistaminiques.
— Aspic, Benjoin, Bergamote, Genièvre, Lavande, Myrrhe, Palmarosa, Pin, Rose, Sauge off.

UTERUS :
— Inflammation : consultation ; Baume du canada, Camomille, Mélisse, Persil, Sauge sclarée, + en phyto : teinture d'Alchemille, et Achillée millefeuilles.
— Stimulant : Armoise, Girofle, Jasmin, Mélisse, Muscade, Myrrhe, Menthe pouliot, Encens.

VAGINITE :
— Baume du Canada, Camomille, Eucalyptus globulus, Persil, Santal, Sauge sclarée.

VARICE :
— Ail, camomille, Citron, Cyprès, Eucalyptus radiata, Genièvre, Géranium, Lavande, Niaouli, Oignon, Romarin, Thym, + en phyto : teinture de Chardon Marie, Hamamélis, Marron d'Inde, Pensée sauvage, Vigne rouge.

VARICELLE : maladie infectieuse bénigne, d'origine virale, avec éruptions de 10 jours, contagieuse.
— voir à Rougeole.

VEGETATION :
— Basilic, Hysope, Thuya, + en phyto : Patience (rac), Fucus crispus, Lichen d'Islande, Coquille d'huîtres.

VERRUE :
— Ail, Citron, Oignon, Thuya, + en phyto : Chélidoine, Souci.

VERS : voir à Parasites intestinaux.

VERTIGES :
— Diagnostic médical.
— Angélique, Anis vert, Armoise, Aubépine, Basilic, Cardamome, Camomille, Carvi, Citron, Lavande, Limette, Mandarine, Marjolaine, Mélisse, Menthe poivrée, Néroli, Orange, Romarin, Sauge, Thym.

VESICULE BILIAIRE :
— voir à Foie, Calculs.
— Aspic, Anis, Boldo, Camomille, Citron, Fenouil, Genièvre, Hysope, Lavande, Livèche, Macis, Mandarine, Menthe poivrée, Oignon, Romarin, Sarriette, Serpolet, Thym.

VESSIE : voir à Cystite, Affections urinaires.

VIELLISSEMENT PRECOCE :
— Ail, Bornéol, Bouleau, Camomille, Carotte, Citron, Genièvre, Lavande, Marjolaine, Menthes, Muscade, Néroli, Oignon, Orange, Persil, Raifort, Romarin, Sarriette, Sauge off., Sauge sclarée, Thuya, Thym.

VIPERE : voir à Morsure.
— Lavande, Oignon.

VISAGE (soins) : voir détail à Peau.

VOIX (extinction) : voir à Aphonie, Laryngite.

VOMISSEMENTS :
— Diagnostic médical.
— Aneth, Citron, Menthe poivrée, Romarin, Sauge off.
— DE LA GROSSESSE : Menthe poivrée, Mélisse, Muscade.
— NERVEUX : Angélique, Anis vert, Cajeput, Camomille, Fenouil, Menthes.
— DE SANG : voir à Hémorragie.

VUE (faiblesse) :
— en usage interne : Carotte, Camomille, Persil, Romarin, Rose, + en phyto : Carotte, Myrtille.

YEUX :
— voir à Conjonctivite.
— Pas d'H.E. dans les yeux.

ZONA : infection virale avec éruption de vésicules sur le trajet des nerfs de la sensibilité, localisation soit hémithoracique, soit ophtalmique (dans ce cas dangereux).
— Consultation.
— Aspic, Benjoin, Carotte, Cyprès, Eucalyptus, Genièvre, Géranium, Girofle, Lavande, Menthes, Myrrhe, Niaouli, Ravensara, Romarin, Sauge off., Thuya, Thym, Wintergreen + Magnésium.

## *C - QUELQUES INDICATIONS DE TERRAIN*

*Le bref index qui suit donne quelques éléments pour pouvoir tenir compte de certains aspects du terrain lorsqu'ils sont clairement connus. Dans ce sens, les deux index doivent être lus comme des grilles à plusieurs entrées. (cf. l'«avertissement» au début de ce chapitre)*

ALBUMINERIE : voir à Albumine.

ANTICHOLESTEROL : voir à Cholestérol.

ANTIDIABETIQUE (hypoglycémiant) :
— Ail, Bouleau, Camomille, Carotte, Céleri, Eucalyptus, Fenoull, Genièvre, Géranium, Hysope, Menthe poivrée, Oignon, Romarin, Sauge off.

ANTIRHUMATISMAL : voir à Rhumatisme.

CHOLALOGUE : qui stimulent les fonctions du foie et facilitent l'évacuation de la bile.
— Boldo, Bouleau, Buis, Carotte, Camomille, Genièvre, Lavande, Menthe pouliot, Romarin.

BULBE RACHIDIEN :
— Stimulant : Hysope.

COEUR :
— Stimulant : Anis vert, Ail, Aubépine, Bornéol, Cannelle c, Carvi, Citron, Inule odor., Lavande, Romarin, Reine des prés.
— Régulateur du rythme : voir à Palpitations.

CORTICO-SURRENALES :
— Stimulant : Basilic, Bornéol, Cannelle c., Céleri, Géranium, Niaouli, Picéa, Pin sylvestre, Romarin, Sarriette, Sauge off., Sauge sclarée, Thym.
— Modérateur : Angélique, Verveine, Ylang.

DIURETIQUES :
— Généraux : Ail, Aneth, Aspic, Baume du Pérou, Bouleau, Buchu, Carvi, Céleri, Citron, Cumin, Cyprès, Estragon, Fenouil, Genièvre, Hysope, Laurier, Lavande, Livèche, Menthe, Oignon, Orange, Origan, Persil, Raifort, Reine des prés, Romarin, Sarriette, Sassafras, Sauge off., Serpolet, Sureau, Térébenthine, Thuya, Thym.
— Antiputrides : Buchu, Genièvre, Mélilot, Mélisse, Santal, Thuya.
— Azoturiques : favorise l'élimination de l'urée
Aubier de Tilleul, Inule h, Bouleau, Cèleri, Fenouil, Oignon.
— Cholestériques : favorise l'élimination du cholestérol
Boldo.
— Déchlorurants : favorise l'élimination des chlorures
Inule h., Bouleau, Fenouil, Oignon, Persil, Sureau.
— Uriques : favorise l'élimination de l'acide urique
Bouleau.

EMMENAGOGUES : provoquent ou facilitent les menstruations.
— Angélique, Anis vert, Armoise, Basilic, Camomille, Cannelle, Carvi, Cumin, Estragon, Genièvre, Hysope, Laurier, Lavande, Menthe, Origan, Persil, Romarin, Sauge, Serpolet, Thym.

EXCITATION CEREBRO-SPINALE :
— Calmant : Aspic, Lavande.

FEBRIFUGES : H.E. qui combattent la fièvre.
— Ail, Angélique, Bouleau, Buis, Camomille, Citron, Eucalyptus, Gentiane, Gingembre, Laurier, Millepertuis, Oranger, sauge off., Valériane.

FOIE ET FONCTION HEPATIQUE : voir à Foie.

HYPOTHALAMUS :
— Régénérateur : Bergamote.

HYPOPHYSE :
— Stimulant : Inule hélénium, Niaouli.
— Modérateur : Gremil, (lithospermum).

HYPERTENSION ARTERIELLE : voir à l'Index.

HYPOTENSION ARTERIELLE : voir à l'Index.

IMMUNO-STIMULANT :
— Origanum compactum, Niaouli.

MENOPAUSE : voir à l'Index.

OVAIRE :
ŒSTROGENE
— stimulants : Anis vert, Angélique, Badiane, Cajeput, Carvi, Coriandre, Cyprès, Fenouil, Inule h., Sauge off., (Cerfeuil musqué, Houblon, Safran, Souci).
— Modérateurs : Cumin, Gattilier, (agnus castus).
PROGESTERONE
— stimulants : Alchemille.

PANCREAS :
— Stimulants : Citron, Hélicryse gym., Oignon, Petitgrain citronnier, Romarin, Thym.

PROSTATE : hypertrophie. Voir à l'Index.

RATE :
— Stimulants : Camomille, Fenouil, Menthe poivrée, Menthe pouliot, Rose.

REINS :
— Stimulants : Oignon, Thym.

SUDORIFIQUE : H.E. qui favorise la transpiration.
— Angélique, Anis, Aunée, Calamus, Camomille, Carotte, Cumin, Cyprès, Genièvre, Gentiane, Hysope, Laurier, Lavande, Marjolaine, Mélisse, Menthe p., Reine des Prés, Romarin, Sauge off., Sassafras, Thym.
— REGULATEUR DE LA TRANSPIRATION : Angélique, Camomille, Gentiane, Laurier, Sauge off.
Sauge off.

SYSTEME SYMPATHIQUE :
— EXACERBÉ (modérateurs) : Angélique, Aubépine, Aspic, Lavande, Mandarine, Marjolaine, Mélilot, Oranger, Ylang.
— RALENTI (stimulants) : Basilic, Citron, Pin, Sarriette, Sauge off., Tilleul.

SYSTEME PARASYMPATHIQUE :
— EXACERBÉ (modérateurs) : Cajeput, Cyprès, Estragon, Hysope, Serpolet, Thym.
— RALENTI (stimulants) : Girofle, Marjolaine, Origan, Romarin, Verveine.

REGULATEUR DU SYSTEME VAGO-SYMPATHIQUE :
— Gentiane, Lemongrass, Menthe poivrée, Sauge off., Verveine.

SYSTEME GLANDULAIRE :
— Régulateurs : Ail, Oignon.

TERRAIN HUMORAL :
— Draineur : Eucalyptus radiata, dépuratifs, diurétiques + en phyto : racine de Bardane.

TERRAIN RETICULO-ENDOTHELIAL :
— Niaouli.

THYROÏDE :
— Stimulant : Algues (fucus, laminaire), Avoine.
— Modérateur : Fenouil, Cumin.
— Régulateur, équilibrant (obésité, goître) : Marjolaine, (origanum majorana), Origan.

VASO-CONSTRICTEURS :
— Citron, Cyprès.

VASO-DILATATEURS :
— Ail, Aubépine, Marjolaine.

VESICULE BILIAIRE :
— Stimulant : Boldo, Menthes, Romarin.

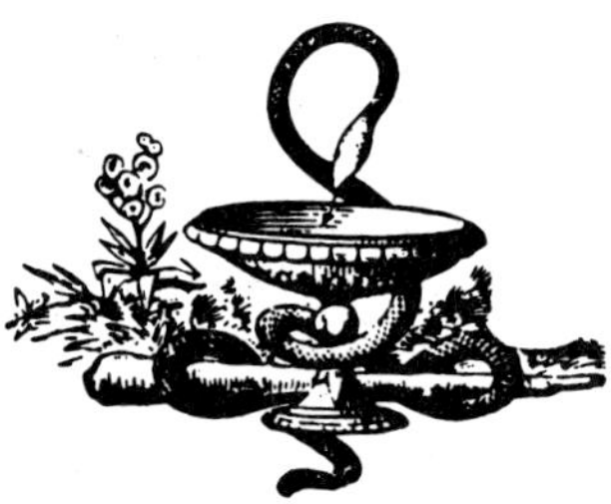

# IX LEXIQUE

## A - GLOSSAIRE

ABORTIF : produit capable de provoquer un avortement.

ADENITE : inflammation aiguë ou chronique des ganglions lymphatiques (cervicaux, cruraux, inguinaux...).

ADJUVANT : moyen thérapeutique complémentaire.

ALAMBIC : appareil à distiller, qui ressemble à une grosse cocotte minute, composé d'une cuve où sont tassées les plantes que va traverser la vapeur d'eau. Cette dernière en traversant les plantes va entrainer les H.E. et aller se refroidir et se condenser dans le serpentin, à la sortie duquel ou trouvera dans l'essencier l'H.E., surnageant à l'eau distillée de plantes appelée hydrolat.

ALLERGIE : toute modification nocive du milieu humoral provoquée par un produit quelconque (médicaments, certains aliments...)

ALOPECIE : calvitie. Les causes en sont diverses : maladies infectieuses séborrhée, pelade, teigne, syphilis...

ANALGESIQUE : qui supprime la sensibilité à la douleur.

ANKYLOSTOME : petit ver cylindrique qui se fixe en grand nombre à la muqueuse de l'intestin grêle et provoque l'ankylostomiase (anémie due à de nombreuses petites hémorragies répétées).

ANOREXIE : perte ou diminution de l'appétit.

ANOSMIE : privation totale ou partielle de l'odorat, souvent accompagnée de perturbations du goût.

ANTALGIQUE : qui calme la douleur.

ANTHELMINTIQUE : vermifuge.

ANTIHISTAMINIQUE : substance dite anti-allergique. Qui s'oppose à l'action nocive de l'histamine. (Amine présente dans les tissus animaux, provoquant des inflammations).

ANTIBIOTIQUE : qui s'oppose à la vie. Subsance qui empêche le développement des microbes.

ANTIPHLOGISTIQUE : qui combat l'inflammation (bains, cataplasmes, émollients, sangsues...)

ANTISEPTIQUE : qui détruit les microbes, qui empêche leur développement.

APOPLEXIE : perte subite de la connaissance et des mouvements pouvant être suivie de paralysies plus ou moins durables.

ARTERIOSCLEROSE : épaississement et durcissement des parois artérielles.

ARTHRITE : inflammation des articulations.

ARTHRITISME : état particulier de l'organisme prédisposant à la goutte, aux rhumatismes, à la migraine, à l'asthme, à la lithiase, à l'obésité, au diabète. L'origine est liée à une autointoxication lente, particulièrement à rechercher dans une nourriture trop lourde et riche.

ASTRINGENT : qui resserre les tissus. Facilite la cicatrisation et modère les sécrétions.

BACTERICIDE : qui tue les bactéries.

BACTERIOSTATIQUE : qui empêche la reproduction bactérienne.

BALSAMIQUE : substance odorante, chargée de baume, qui parfume, désinfecte et adoucit.

BECHIQUE : qui calme la toux.

BLEPHARITE : inflammation des paupières.

BOULIMIE : faim excessive.

CALCUL : voir Lithiase.

CARDIOTONIQUE : qui tonifie le cœur.

CARMINATIF : qui provoque l'expulsion des gaz intestinaux.

CEPHALEE : mal de tête.

CETONES : substances chimiques simples contenues dans plusieurs H.E. Toxiques à haute dose, elles ont des propriétés aromatiques et mucolysantes. (ex. : carvone, thuyone...)

CHEMOTYPES : pour une même variété de plante, il y a parfois des races chimiques (ou chimiotypes, ou chemotypes) qui désignent la variation du composant principal de l'H.E. Par exemple, pour le thymus vulgaris, il y a les thyms à thymol, linalol, etc....

CHOLAGOGUE : qui facilite l'évacuation de la bile.

CHOLERETIQUE : qui augmente la sécrétion de la bile.

CHROMATOGRAPHIE : méthode d'analyse permettant de séparer les constituants d'une H.E. en vue de leur identification et de leur dosage. L'H.E. est soumise à l'influence de deux phases, l'une mobile, l'autre fixe dans un milieu soit liquide, soit gazeux. L'H.E. selon son affinité pour chaque phase va être entrainée plus ou moins rapidement et plus ou moins loin par la phase mobile.

CIRRHOSE : nom donné à plusieurs affections hépatiques (cirrhoses alcooliques, tuberculeuses, paludéennes...)

DEPURATIF : qui élimine les impuretés du sang et les toxines.

DEXTROGYRE : qui dévie à droite le plan de polarisation de la lumière.

DIURETIQUE : qui favorise la production des urines.

DYSHIDROSE : éruption de vésicules, brûlantes, entre les doigts des mains et des pieds.

DYSPEPSIE : digestion difficile et douloureuse.

DYSTONIES : trouble de la tonicité.

DYSTROPHIES : modifications de la forme et de la fonction d'un tissu, d'un organe ou d'une glande, provoquées par des troubles de la nutrition de ceux-ci.

EMETIQUE : vomitif.

EMMENAGOGUE : qui provoque ou régularise les règles.

EMOLLIENT : qui relâche les tissus, calme l'inflammation.

EMONCTOIRE : orifice ou organe servant à évacuer les déchets et toxines. Les principaux organes sont les reins, les poumons, l'intestin avec le foie et le pancréas, la peau.

ENZYME : protéine agissant comme catalyseur au niveau des réactions biochimiques qu'elles rendent possibles (dans la digestion, etc.)

EUPEPTIQUE : qui facilite la digestion.

EXPECTORANT : qui favorise l'expulsion des substances en excès dans les voies respiratoires.

FEBRIFUGE : qui combat la fièvre.

FLATULENCE (météorisme) : abondance de gaz dans l'intestin et l'estomac accompagnée de ballonements.

GALACTOGENE : qui détermine la sécrétion lactée.

GALACTOGOGUE : qui favorise la sécrétion lactée.

HEMOSTATIQUE : qui arrête les hémorragies.

HYDROLAT : est obtenu par le passage de la vapeur d'eau à travers les produits végétaux pendant une durée déterminée, puis récupérée par condensation.

HYDROPISIE : épanchement de sérosités dans une cavité naturelle du corps (abdomen, méninges).

HYPERTENSEUR : qui augmente la tension artérielle.

HYPNOTIQUE : qui provoque le sommeil.

HYPOTENSEUR : qui diminue la tension artérielle.

ICTERE : jaunisse.

INDICE DE REFRACTION : mesure du changement de direction de la lumière lorsqu'elle passe d'un milieu à un autre. Dans notre cas, changement qu'opère l'H.E.

LAXATIF : purgatif léger.

LEVOGYRE : qui dévie à gauche le plan de polarisation de la lumière.

LITHIASE : formation de sable ou de petites pierres (lithiase rénale, salivaire, biliaire...)

MENOPAUSE : retour d'âge.

METEORISME : gonflement de l'abdomen par des gaz intestinaux (ballonement).

NEPHRITE : inflammation des reins.

NEURO-VEGETATIF : le système neurovégétatif ou système nerveux autonomes est le système nerveux des organes et des viscères. Il assure et régule les fonctions, dites végétatives : respiration, circulation, métabolisme, reproduction. Il est relié au système nerveux central.

NEVRITE : inflammation des nerfs.

OCYTOCIQUE : qui favorise l'accouchement.

OLEORESINE : se dit d'une huile, résine ou H.E. provenant d'un arbre dont on récolte la résine qui est ensuite distillée (ex. : baume du Canada, Copahu...).

OESTROGENE : hormone qui provoque les règles.

PATHOGENE : manifestation morbide qui engendre la maladie.

PECTORAL : favorable aux voies respiratoires.

PHENOLS :
– dérivé du benzène est un des antiseptiques courant des les hôpitaux.
– dans les H.E. les phénols aromatiques également très antiseptiques sont importants dans certaines plantes : thyms, romarin, sarriette, girofle, origans...

PYORRHEES : processus infectieux, avec formation de pus.

PYROSIS : régurgitations acides et brûlantes.

R.A.A. : rhumatisme articulaire aigu ou maladie de Bouillaud.
Affection inflammatoire articulaire, due à la toxine du streptocoque et qui peut secondairement toucher le cœur.

REGIME ATOXIQUE : Cf. IX B, sous naturopathie.

RESOLUTIF : qui élimine les engorgements.

RETICULO-ENDOTHELIAL : le tissu réticulo-endothélial contient une grande cellule : l'hémohistioblaste, qui produit les cellules du sang.

REVULSIF OU DERIVATIF : provoque un afflux de sang pour décongestionner un organe malade.

RUBEFIANT : qui détermine chaleur et rougeur de la peau.

SEDATIF : qui calme.

SPECTROGRAPHIE : différentes méthodes d'identification des substances chimiques présente dans un liquide par leur spectre d'absorption de la lumière.

STIMULANT : qui accroît l'activité d'une fonction ou d'un organe.

STOMACHIQUE : qui favorise la digestion.

SUDORIFIQUE : qui favorise la transpiration.

SYNERGIE : association de plusieurs éléments renforçant chacun l'action d'ensemble.

TEINTURES, TEINTURES MERES ET ALCOOLATURES : sont des macérations de plantes dans de l'alcool.
— les teintures : 20% du poids en plante sèche dans de l'alccol à 60°.
— les teintures mères : base de l'homéopathie. Plante fraîche dont la quantité correspond à 10% de leur poids sec dans de l'alcool à 60°.
— les alcoolatures : 20% de plantes fraiches dans de l'alcool à 95°.

TERPENES : sont des hydrocarbures cycliques très répandus dans les H.E. (ex.: pinène, camphène, limonène...)

TONIQUE : qui augmente le tonus, (stimulant rapide).

VAGO-SYMPATHIQUE : le nerf vague part du bulbe et innerve les bronches, le cœur, l'appareil digestif, les reins, il fait partie du sous-système parasympathique.

VASO-CONSTRICTEUR : qui resserre les vaisseaux.

VASO-DILATATEUR : qui augmente le calibre des vaisseaux.

VERMIFUGE : qui provoque l'expulsion des vers intestinaux.

VULNERAIRE : qui favorise la guérison des plaies.

## *B - POUR DISTINGUER L'AROMATHERAPIE DES THERAPIES VOISINES*

— LA NATUROPATHIE du latin «natura» et du grac «phatos» veut dire le mal étudié en fonction de la nature, laquelle fait et défait la santé. Pour la naturopathie, l'homme est responsable de ses états organiques. La maladie n'est pas un accident, mais le résultat d'un mode de vie et d'alimentation qui produit une auto-intoxication par saturation en déchets de ses humeurs (sang, lymphe, sérum). Ces surcharges humorales (colles et cristaux) sont la cause profonde de la majorité de nos maladies. Ainsi une bonne partie des symptômes appelés maladies sont des formes de l'auto-défense organique et des efforts d'élimination de notre corps. Vouloir supprimer les symptômes et juguler les éliminations émonctorielles consiste à rétablir une santé apparente. En réalité, cela revient souvent à opérer des transferts, préparer des récidives et des états de chronicité.

La naturopathie s'attache donc à déterminer les diverses causes profondes des maladies faisant intervenir l'être humain dans sa globalité et dans son milieu naturel et social. Elle utilisera comme première thérapie tous les facteurs naturels : air, eau, mouvement, soleil, exercices, pensées positives, réforme alimentaire et du mode de vie en vue d'une désintoxication humorale. Si l'état du malade est grave, la naturopathie utilise les autres thérapies naturelles : phytothérapie, aromathérapie, homéopathie, etc... Si l'état est irréversible par ses moyens, elle a recours à l'allopatie.

La pensée matérialiste attribue à l'organisme une activité aveugle qui confère au praticien le droit d'intervenir dans les mécanismes, s'ils viennent à se dérégler.

Au contraire, la naturopathie considère que la vie, l'être vivant est intelligent. La vie sait ce quelle fait. Elle sait maintenir l'organisme en bon état et le guérir le cas échéant. En ce sens, « Le naturopathe ne soigne pas, il aide, développe la force vitale, et c'est le corps lui-même qui se guérit, s'il est malade ». P.V. Marchesseau.

Deux « médicaments » naturopathiques dans l'alimentation :
— le jeûne (voir la bibliographie)
— le régime atoxique :

supprimer
- les excitants (thé, café, cacao, nicotine)
- les aliments morts : industriels, en conserves, raffinés (sucre, farine blanche, etc...)
- les viandes grasses, rouges, et la charcuterie.

consommer
- le plus possible des aliments crûs, tous les légumes, fruits, céréales complètes germées, les oléagineux (noisettes, amandes).
- boire de la bonne eau, un verre au coucher et au lever (avec éventuellement jus de citron), des tisanes drainantes et dépuratives.

— L'HOMEOPATHIE :

Hippocrate, il y a deux mille ans, formulait deux voies pour la médecine : « Un mal peut se soigner par son contraire (l'allopathie se développa sur ce principe) et un mal peut se soigner par son semblable ». C'est sur ce principe que Samuel Hahnemann mit l'homéopathie à l'honneur, au siècle passé. Il constata qu'une substance qui provoque chez un sujet sain l'apparition de symptômes est capable de guérir ces mêmes symptômes et la maladie qui en découle. L'homéopathie se développe autour de trois principes centraux :

— Loi de similitude : toute substance susceptible de faire apparaitre chez un individu sain certains symptômes, est également susceptible de faire disparaitre chez un individu malade des symptômes semblables.

— Loi d'infinitésimalité : l'effet thérapeutique d'une dose homéopathique augmente avec sa dilution. Ainsi, des doses infinitésimales de substance active auront une action thérapeutique supérieure à celle d'une dose plus forte de la même substance.

— Loi d'individualisation : chaque individu réagit à sa manière selon sa constitution, son tempérament, son passé, etc... à n'importe quelle maladie. Il ne s'agit donc pas de soigner une maladie, mais un malade. Celui-ci est un tout qu'il faut traiter comme un tout, c'est pourquoi l'homéopathie est une médecine individuelle.

Les matières de base de l'homéopathie sont les teintures mères, extraites surtout de végétaux, mais aussi de minéraux et d'animaux, elles sont ensuite *diluées et dynamisées.* Les médicaments se présentent sous forme de gouttes ou de granules. Ces substances agissent principalement au niveau énergétique en stimulant des mécanismes d'autodéfense et de rééquilibre.

Dans la pratique, les thérapeutes homéopathes se partagent entre deux tendances. L'une, appelée complexiste, part plutôt des symptômes en prescrivant plusieurs médicaments à la fois ; l'autre, appelée uniciste, tente de cerner le terrain du malade à travers un long questionnaire, puis prescrit un médicament à la fois (le silimimum) qui doit rééquilibrer le terrain du malade. Cette tendance, proche des initiateurs Hahnemann et Kent, est plus délicate à pratiquer, et hélas moins représentée chez les thérapeutes.

— LA PHYTOTHERAPIE :

C'est la mère de toutes les médecines et en particulier des médecines naturelles. Elle a des millénaires de référence expérimentales sérieuses.

C'est à partir de la médecine par les plantes, au siècle passé, en voulant extraire les principes actifs des végétaux que la chimie se greffa et se développa jusqu'à arriver à la synthèse complète des médicaments. Actuellement encore 40% des médicaments de l'allopathie sont des produits d'hémisynthèse, c'est-à-dire que l'on part d'une molécule végétale, ou que, à une certaine étape, des substances végétales sont adjointes au produit final.

La phytothérapie est l'art de (se) soigner par les plantes et les légumes. Il y a continuité entre l'art de se nourrir, de se désaltérer et l'art de se soigner avec les médicinales.

Les plantes sont utilisées de diverses manières :
— produits obtenus après un simple traitement manuel ou mécanique :
  . plantes coupées, séchées pour les tisanes, décoctions, bains, cataplasmes
  . plantes pulvérisées, éventuellement mises en gélules, etc...
— produits obtenus après extraction des substances actives par divers procédés
  . les alcoolés : teintures, teintures mères, alcoolatures.
  les macérats glycérinés, obtenus principalement à partir de bourgeons frais, de jeunes pousses, de châtons, etc...
  . les sirops, les extraits fluides, mous, etc... qui sont moins courants.
— enfin, les produits obtenus par distillation :
  . les huiles essentielles, les hydrolats, les alcoolats.

Nous voilà au carrefour avec l'aromathérapie qui est une sous-discipline de la phytothérapie, mais qui à cause de son développement et de ses pouvoirs importants a pris son autonomie.

Néanmoins, depuis 1940 environ, l'association des deux thérapies (phyto-aromathérapie) s'est affirmée puis développée, en dernier lieu au sein du corps médical.

La médecine phyto et aromathérapique utilise les nombreuses propriétés et possibilités des plantes qui, à elles seules, vont permettre d'agir à tous les niveaux de profondeur.

Leur pouvoir vitalogène va s'exercer dans les organes, les tissus, les cellules, les molécules, les atomes et leurs particules, remplissant ainsi des fonctions de soutien et de drainage, des fonctions hormonales et de régulation neuro-végétative et même du système nerveux central, ainsi que des fonctions de catalyses semblables à celles des oligo-éléments.

## C - QUELQUES ELEMENTS BIOCHIMIQUES DES H.E.

**PRINCIPAUX CONSTITUANTS DES HUILES ESSENTIELLES, ELEMENTS BIOCHIMIQUES ET PROPRIETES THERAPEUTIQUES**

| Constituants principaux des H.E. | Exemples de Terpènes | Plantes riches en constituants | effets propriétés thérapeutiques | effets secondaires |
|---|---|---|---|---|
| terpènes, hydrocarbures terpèniques ou sesquiterpèniques très répandus dans un grand nombre d'H.E. | pinène, camphène, phellandrène, limonène, sylvestrène, terpinène, myrcène, fenchène... aspic... | cyprès, pin, eucalyptus, fenouil, coriandre, citron, cumin carotte, romarin, | stimulant antiseptique | irritants à haute dose |
| sesquiterpènes | cadinène, sélinène, caryophyllène, humulène, cèdrène, chamazulène... | citron, encens, girofle, cèdre, bouleau, genévrier... | stimulant antiseptique | irritants à haute dose |
| phénols aromatiques | carvacrol, eugénol thymol, anéthol, safrol, gaïacol... | romarin, origan, thym menthes, girofle, anis cannelle, muscade, fenouil, aneth, gaïac, sassafras, sarriette... | tonifiant antiseptique anti-infectieux germicide | dermo-caustique hépato-toxiques à haute dose |
| alcools aromatiques | menthol, terpinéol, linalol, géraniol, nérol, citronnellol, santalol, bornéol, carotol... | menthe, citron géranium, marjolaine, thym, lavande, oranger citronnelle, santal, camphre, romarin, carotte, ravensara... | tonifiant immuno-stimulant microbicide | bénéfique |

*Les constituants principaux des H.E. sont des hydrocarbures terpéniques de formule générale C10 H16 et leurs dérivés obtenus par oxydation.*

| | | | | |
|---|---|---|---|---|
| oxydes aromatiques | 1,8 - cinéol linaloloxyde, menthofuranne... | eucalyptus, menthe... | respiratoire expectorant calmant | |
| éthers aromatiques | méthyl-chavicol méthyl-salicylate méthyl-cinnamate... | basilic, estragon, gaulthérie... | équilibrant | bénéfique |
| esters aromatiques | acétate de linalyle de bornyle, de cinnamyle, de géranyle, de terpènyle... | lavande, bergamote, romarin, pin, cannelle, eucalyptus, cyprès, bouleau, sassafras... | calmant équilibrant | bénéfique |
| aldéhydes aromatiques | aldéhyde benzoïque, cuminique, anisique, cinnamique, citrols, citronnellol, vanilline | laurier, patchouli, cumin, anis, romarin, cannelle, citron, lemongrass, mélisse, vanille, verveine, benjoin, fenouil... | calmant, | irritants à haute dose |
| cétones aromatiques | carvone, thuyone, camphrone, verbénone cryptone... | carvi, aneth, menthe, thuya, sauge off., eucalyptus, camphre du Japon, cannelle, verveine, romarin, hysope | mucolysant légèrement stupéfiant | à haute dose : neuro-toxique de type épileptisant |
| acides aromatiques | acide benzoïque cuminique, phénylacétiques, salicyliques, géraniques... | ylang, oranger (fl.), cumin, bouleau, wintergreeen, géranium, reine des prés... | calmant anti-inflammatoire | |

*oxydation croissante* →

*terpénoïdes*

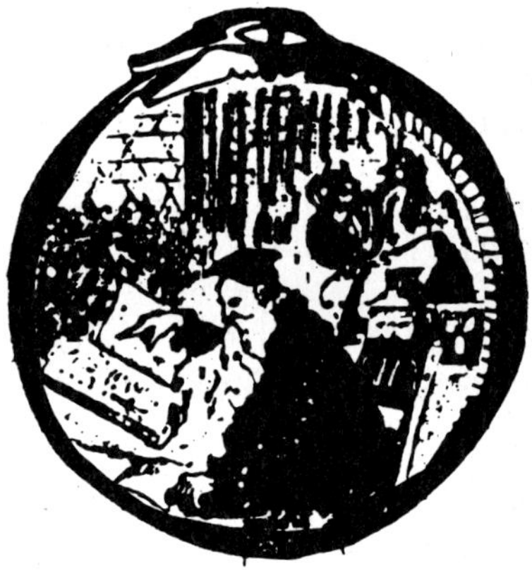

# X SOURCES ET BIBLIOGRAPHIE

*La phyto-aromathérapie est un vaste domaine, passionnant, au carrefour du minéral, du végétal, de l'animal et de l'humain dans toutes ses dimensions, passionnant par sa richesse et son histoire mêlée intimement à l'histoire et la préhistoire humaine. L'être humain a utilisé les végétaux dans ses rites funéraires et religieux, dans l'alimentation et la médecine, dans la construction de ses maisons et de ses outils, dans son habillement et sa culture.*

*D'autre part, la phyto-aromathérapie connaît depuis le début du siècle un mouvement de recherche et d'expérimentations scientifiques qui l'enrichit à la lumière des connaissances modernes.*

*Le cadre d'un petit livre ne permet pas d'approfondir sérieusement ce vaste champ de connaissances.*

*C'est pourquoi une bibliographie, même brève, signale quelques sources utiles pour ceux qui désirent en savoir plus.*

*Nous avons nous-même en chantier un ouvrage plus important et des recherches qui tentent une synthèse entre diverses approches : la tradition orientale, avec notamment sa subdivision en caractères Yin et Yang, l'approche des anthroposophes reliant de manière originale le monde minéral et végétal à celui de l'humain et au-delà, au cosmos ; enfin, les recherches sur la phyto-aromathérapie de terrain mené particulièrement par les membres de la Société Française de Phytothérapie et d'Aromathérapie.*

*La synthèse sera-t-elle possible ?*

*Peut-être au moins sera-t-il possible de dégager des notions clefs permettant de cumuler ces différentes sources de connaissances pour mieux comprendre sa santé, les moyens de la reconquérir et de la préserver.*

# I - AROMATHERAPIE

— A. AZALOUX, *Contribution à l'étude de la thérapeutique antiseptique par les essences végétales.*
Thèse médecine. Toulouse, 1943.

— P. BELAICHE, *Traité de phytothérapie et d'aromathérapie.* 3 vol. sur : vol. 1, *l'aromatogramme*, vol. 2, *les maladies infectieuses*, vol. 3, *la gynécologie,* avec une exceptionnelle bibliographie de 1 000 titres.
Edition MALOINE, 27 rue de l'Ecole de Médecine 75006 PARIS. 1979.

— F. BARDEAU, *La médecine aromatique.*
Edition R. LAFFONT. 1976.

— A. CARILLON, *Pour un bon usage des plantes (phytothérapie, aromathérapie).*
Edition VIE ET SANTÉ, F - 77190 DAMMARIE LES LYS.

— R. CAZAL, *Contribution à l'étude de l'activité pharmacodynamique de quelques essences de labiées, Thèse.*
Toulouse. 1944.

— Compte-rendu des Congrès Internationaux de la S.F.P.A. (Société Française de Phytothérapie et d'Aromathérapie).
19, Bld Beauséjour 75016 PARIS.

— P. COURMONT, A. MOREL et I. BAY, *Sur le pouvoir infertilisant de quelques essences végétales vis-à-vis du bacille tuberculeux humain.*
C.R. Soc. Biologie. 1927.

— A. COUVREUR, *Les produits aromatiques utilisés en pharmacie.*
VIGOT. 1939.

— P. FRANCHOMME, D. PENOEL, *Phyto-médecine.*
Publication du Collège d'initiation aux plantes médicinales, 82 rue Vanneau 75007 PARIS.

— R.M. GATTEFOSSE, *Antiseptiques essentiels.*
DESFORGES, GIRARDOT & Cie. 1931.
*Aromathérapie, les huiles essentielles, hormones végétales.*
DESFORGES & Cie. 1937.

— D. GÜMBEL, *«Ganzheits Medizinische Hautherapie mit Heilkräuter - Essenzen».*
Karl F. Haug Verlag, GmbH et Co, Heidelberg, 1984.

— M. HENGLEIN, *Die Heilende Kraft der Wohlgerrüche und Essenzen.* Schönberger GmbH + Co Verlags KG, MÜNCHEN. 1985.

— J. LAGRANGE, *Mémento d'aromathérapie vétérinaire.* AGRICULTURE ET VIE. 1972.

— H. LECLERC, *Les épices, plantes condimentaires.* MASSON. 1929.

— M. MAURY, *Le capital jeunesse, méthode de rajeunissement par les aromates et les parfums.* LA TABLE RONDE. 1961.

— J. MOIROUX, *Les huiles essentielles en dermatologie vétérinaire, Thèse.* LYON. 1943.

— J. PASSET, *Thym vulgaris.* Thèse Université de MONTPELLIER. 1971.

— Mme PORCHER-PIMPARD, *Contribution à l'étude du pouvoir antiseptique des essences végétales.* Thèse de Doctorat de Pharmacie, Université de TOULOUSE. 1942.

— A. ROUVIERE, M.C. MEYER, *La santé par les huiles essentielles.* M.A. EDITION, 90 rue d'Assas PARIS.

— R. SARBACH, Contribution à la désinfection des atmosphères ; Etude des propriétés antiseptiques de cinquante-quatre huiles essentielles, Thèse. Université de Pharmacie RENNES. 1962.

— TISSERAND, *The Art of aromathérapy.* C.W. DANIEL COMPANY, L.T.D. 1977.

— J. VALNET, Aromathérapie 10me édition. Edition MALOINE et LIVRE DE POCHE. 1984.

— J. VALNET, Ch. DURAFFOURD, J. Cl. LAPRAZ, *Une médecine nouvelle, Phytothérapie et Aromathérapie : comment guérir les maladies infectieuses par les plantes.* Edition PRESSES DE LA RENAISSANCE, 198 Bld St-Germain 75007 PARIS. 1978.

— H. VIAUD, J. LAMBLIN, J.M. DUFOUR, *Huiles essentielles, hydrolats.* Brochure, Edition PRESENCE, ST-VINCENT-SUR-JABRON 04200 SISTERON. 1983.

# II - PHYTOTHERAPIE


— AURENCHE, *Plantes de guérison.*
Edition LEGRAND. 1956.

— F. BARDEAU, *La pharmacie du Bon Dieu.*
Edition LAFFONT.

— L. BEZANGER-BEAUQUESNE, M. PINKAS et M. TORCK, *Les plantes dans la thérapeutique moderne.*
Edition MALOINE. 1975.

— M. BERNADET, *La phyto-aromathérapie pratique.*
Edition DANGLES, ST-JEAN-De-BRAYE. 1983.

— C. DURAFFOURD, L. D'HERVICOURT, J.-C. LAPRAZ :
*Phytothérapie clinique et médecine de terrain.* Edition Masson.
*Perspective en phytothérapie clinique.*
*Les terrains corticosurrénaliens.*
*Phytothérapie clinique des affections digestives, cardio-vasculaires et rhumatismales.*
(à paraitre) Edition Masson.

— DEBUIGNE, *Le Larousse des Plantes qui guérissent.*
LAROUSSE 1975, 1976.

— P. FOURNIER, *Le livre des plantes médicinales et vénéneuses de France.*
3 vol., P. LECHEVALIER. 1948.

— P. LIEUTAGUI, *Le livre des bonnes herbes.*
Edition Morel. 1966.

— J. PALAISEUL, *Tous les espoirs de guérir.*
Edition R. LAFFONT.
*Nos grand-mères savaient.*
Edition R. LAFFONT.

— R. PARIS et H. MOYSE, *Précis de matière médicale, 3 vol.*
MASSON. 1965, 1967, 1971.

— PELIKAN WILHEM, *L'homme et les plantes médicinales, 3 vol.*
TRIADES. 1975. Approche anthroposophique.

— PELT J.M., *La médecine par les plantes.*
FAYARD. 1981.

— E. PERROT et R. PARIS, *Les plantes médicinales.*
P.U.F. 1971.

— P. SCHAUENBERG et F. PARIS, *Guide des plantes médicinales.*
DELACHAUX et NIESTLÉ. 1969.

— TETAU, M. BERGERET, *La phytothérapie rénovée.*
MALOINE, PARIS. 1972.

— TETAU, *101 conseils pour l'emploi des plantes médicinales de tous les pays.*
HACHETTE. 1978.

— M. TREBEN, *La santé à la pharmacie du Bon Dieu.*
Editeur ENNSTHALEN, STEYR. Autriche.

— J. VALNET, *Phytothérapie.*
Edition MALOINE, 27 rue de l'Ecole de Médecine 75006 PARIS. 1976.

## III - NATUROPATHIE

— C. AUBERT, *L'assiette aux céréales.*
Edition TERRE VIVANTE, 6 rue Saulnier 75009 Paris.

— V. BOTT, *Médecine anthroposophique.*
Edition TRIADES. 1980.

— P. BRESSY, *La bioélectronique et les mystères de la vie.*
LE COURRIER DU LIVRE.

— M. DOGMA, *Prenez en main votre santé.*
Edition LA MAISNIE, 76 rue Cl. Bernard 75005 PARIS. 1979.

— R. DEXTRAIT, *Traité de médecine naturelle. La méthode harmoniste et nombreuses autres publications.*
Edition VIVRE EN HARMONIE, 5 rue Emile Level 75017 PARIS.

— J. GOETELEN, *La santé notre affaire.*
Edition Pro Vita Sana, 16 Cité Vieusseux, 1203 Genève, Suisse. Brochure.

— C. KOUSMINE, *Soyez bien dans votre assiette.*
Edition TCHOU. 1980.

— H. LÜTZNER, *Comment revivre par le jeûne.*
Edition TERRE VIVANTE, 6 rue Saulnier 75009 Paris.

— P.V. MARCHESSEAU, *Soins d'urgence par les plantes (1945) et de nombreux autres écrits.*
Edition et direction des études de Naturopathie, 26 rue d'Enghien 75010 PARIS. 1945.

— A. et J. PASSEBECQ, *Votre santé par la diététique et l'alimentation saine, et d'autres publications.*
Edition DANGLES, 18 rue Lavoisier 45800 ST-JEAN-DE-BRAYE.

— A. de SOUZENELLE, *Le symbolisme du corps humain.*
Edition DANGLES, 18 rue Lavoisier 45800 ST-JEAN-DE-BRAYE.
*Notre corps, au-dela du physiologisme et du médical, est un langage. Apprendre à le lire, c'est progresser dans notre devenir de l'homme.*

— J. VALNET, *Traitement des maladies par les légumes, les fruits et les céréales.*
Edition MALOINE. 1974.
*Docteur Nature.*
Edition Fayard. 1971.

— *Apprendre à se détoxiquer.*
SOLEIL DIFFUSION, B.P. 2, CH - 1225 CHENE-BOURG (Suisse).

# CORRESPONDANCES

La Nature est un temple où de vivants piliers
Laissent parfois sortir de confuses paroles ;
L'homme y passe à travers des forêts de symboles
Qui l'observent avec des regards familiers.

Comme de longs échos qui de loin se confondent
Dans une ténébreuse et profonde unité,
Vaste comme la nuit et comme la clarté,
Les parfums, les couleurs et les sons se répondent.

Il est des parfums frais comme des chairs d'enfants,
Doux comme des hautbois, verts comme les prairies,
— Et d'autres, corrompus, riches et triomphants,

Ayant l'expansion des choses infinies,
Comme l'ambre, le musc, le benjoin et l'encens,
Qui chantent les transports de l'esprit et des sens.

Charles Baudelaire

*« Ne cherchez pas la Loi dans vos Ecritures,*
*car la Loi est vie alors que l'écriture est mort.*
*La Loi est inscrite dans tout ce qui vit.*
*Vous la trouverez dans l'herbe, l'arbre,*
*la rivière, la montagne, les oiseaux du ciel,*
*les poissons des lacs et des mers,*
*mais chercher-là surtout en vous-mêmes.*
*Car je vous le dis en vérité,*
*tout ce qui est doué de vie est plus près de Dieu*
*que des écrits sans vie. »*

*Evangile Essénien, Livre I*

*L'auteur décline toute responsabilité quant aux suites pouvant résulter d'erreurs d'impression ou de mauvaises applications thérapeutiques.*



*Achevé d'imprimer*
*sur les Presses de*
*l'IMPRIMERIE DU CRESTOIS*
*à CREST (Drôme)*
*le 20 Septembre 1986*

*Dépôt légal : 3me Trimestre 1986*